认知蜕变 🦋 重塑美好身体

Vom Wochenbett zum Workout

产后身体修复计划

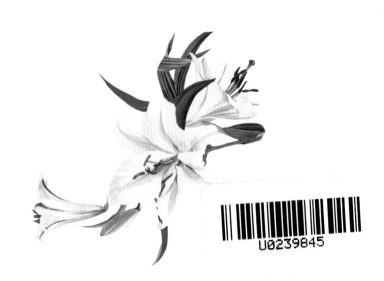

U0239845

〔德〕尤利亚娜·阿夫拉姆／著

庄仲华／译

北京科学技术出版社

读者须知：

医学是随着科学技术的进步与临床经验的积累而不断发展的。本书中的所有建议均是作者结合多年实践经验审慎提出的，虽然如此，图书依然不可替代医疗咨询。如果你想获得详尽的医学建议，请向有资质的医生咨询。此外，广告页产品与图书内容无直接关系。因本书相关内容及广告页产品造成的直接或间接不良影响，出版社和作者概不负责。

Original German title:
Juliana Afram, Vom Wochenbett zum Workout, 1st edition
© 2019 TRIAS Verlag in Georg Thieme Verlag KG, ein Unternehmen der Thieme Gruppe, Rüdigerstraße 14, 70469 Stuttgart, Germany
Simplified Chinese edition copyright © 2020 Beijing Science and Technology Publishing Co., Ltd.
All rights reserved.

著作权合同登记号　图字：01-2020-2301

图书在版编目（CIP）数据

产后身体修复计划 /（德）尤利亚娜·阿夫拉姆（Juliana Afram）著；庄仲华译. —北京：北京科学技术出版社，2020.11（2025.2 重印）
　　ISBN 978-7-5714-0910-4

Ⅰ. ①产…　Ⅱ. ①尤… ②庄…　Ⅲ. ①产褥期—妇幼保健—基本知识　Ⅳ. ① R714.6

中国版本图书馆 CIP 数据核字（2020）第 080528 号

策划编辑：胡　诗		电话传真：0086-10-66135495（总编室）
责任编辑：田　恬		0086-10-66113227（发行部）
封面设计：源画设计		网　　址：www.bkydw.cn
图文制作：天露霖文化		印　　刷：北京博海升彩色印刷有限公司
责任印制：李　茗		开　　本：710mm×1000mm　1/16
出 版 人：曾庆宇		字　　数：180 千字
出版发行：北京科学技术出版社		印　　张：11.25
社　　址：北京西直门南大街 16 号		版　　次：2020 年 11 月第 1 版
邮政编码：100035		印　　次：2025 年 2 月第 10 次印刷
ISBN 978-7-5714-0910-4		

定价：89.00 元

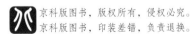

推荐序

　　首先祝贺你终于摆脱了漫长的 40 周孕程而成功分娩，正式成为一位骄傲的母亲。但在尽情感受幸福的同时，请不要忘记，身体在产后可能要面临各种各样的问题，诸如伤口愈合不良、腹直肌分离、盆腔器官脱垂等。在专业人员的指导下，制订科学、合理的产后康复计划，才能让你重拾昔日风采。

　　从事产后康复普及工作的这些年来，我见到了太多的妈妈因为种种产后问题而迷茫、无助。由于目前国内相关行业从业人员不足，以及部分机构在专业性以及服务的规范性方面还有所欠缺，所以，很多妈妈并没有在产后最恰当的时机得到最正确的康复指导。

　　本书我在 5 年前就已经关注到了，作者是德国著名产后康复专家。本书作者根据其多年产后康复指导经验，为广大读者制订了一套科学、系统的产后身体修复方案，这套方案对于产后身体重建非常有帮助，不但可以让你收获健康的身体，还可以让你体态挺拔、腰腹紧致。如今，本书中文版终于和广大读者见面了，建议大家认真阅读本书，相信你一定会大有收获。

　　怀孕和分娩对于女性的身体而言，带来的是近乎极限的改变。因此，产后修复是一段相对较长的过程。相信有了这本书的指导，你一定能在照顾好宝宝的同时，科学地宠爱自己，成为更好的自己！

李哲

广东医科大学功能康复及护理培训中心负责人

中国康复医学会产后康复专业委员会产后功能运动与美态学组主任委员

国家体育总局 ACSM-CASM 项目组孕产项目特聘专家

创作这本书的初衷

9年前，在我生完第一个孩子接受产后42天检查时，妇产科医生和蔼可亲地向我建议："阿夫拉姆女士，你的身体已经恢复得很好了，想做什么都没问题。但无论如何，你都应该进行一些身体锻炼了……"我调皮地冲他眨眨眼，抱起宝宝，摇摆着我那其实已经不再稳定的胯骨，款款地走出了诊所大门。在我一屁股坐到驾驶座上之前，我的脑子里已经闪过了千百个拒绝锻炼的理由。此后，我既没慢跑也没进行其他锻炼，即使因为喂奶而严重发福，我也觉得那是"容光焕发"。

5年后，在生下第二个孩子后，耻骨联合分离、膀胱脱垂、尿失禁、产后腹直肌分离等种种问题开始困扰我。在锻炼和治疗均收效甚微后，我向妇产科医生求助，得到的回答却是："身体会自行恢复的，不要担心。"呃……此时已经是产后一年半了，可是我的身体并没有恢复！

我没有获得切实的帮助，只好悻悻地离开诊所。我决定深入学习，增加知识储备，亲自寻找解决问题的办法。我在妈妈群中展开调研，到国内外参加培训，与众多妇产科医生、泌尿科医生、盆底康复师、物理治疗师、骨科医生、运动医学专家和健身教练交流，甚至去过德国汉堡巴姆贝克医院产科实习。我帮助无数女性进行了产后恢复训练，也无数次听到那些绝望的妈妈提出和我当年一模一样的问题。

产褥期对于女性的产后恢复至关重要。产后伊始就要着手身体的保养和锻炼，并要坚持下去。秉持这一理念，我创建了"'身体核心'产后恢复健身中心"。也正是这个理念，促使我提笔写下了这本书。

尤利亚娜·阿夫拉姆

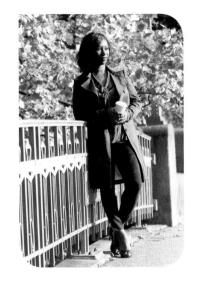
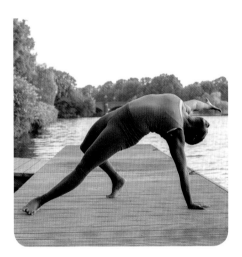
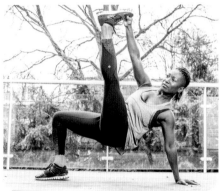
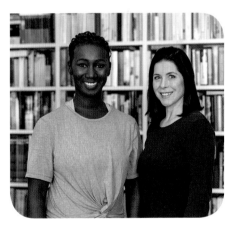
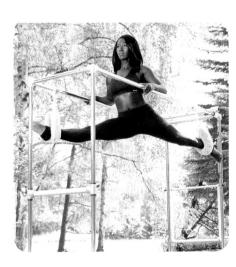

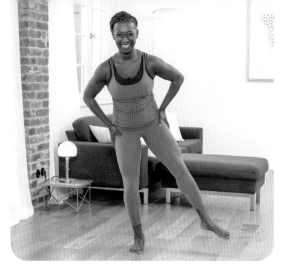
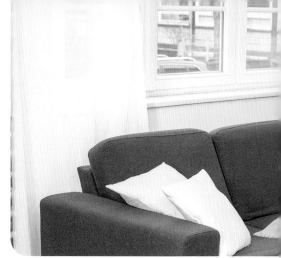

目　录

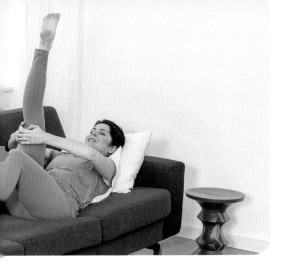
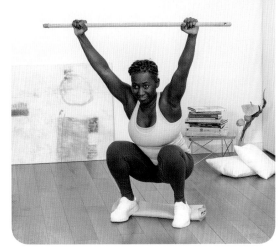

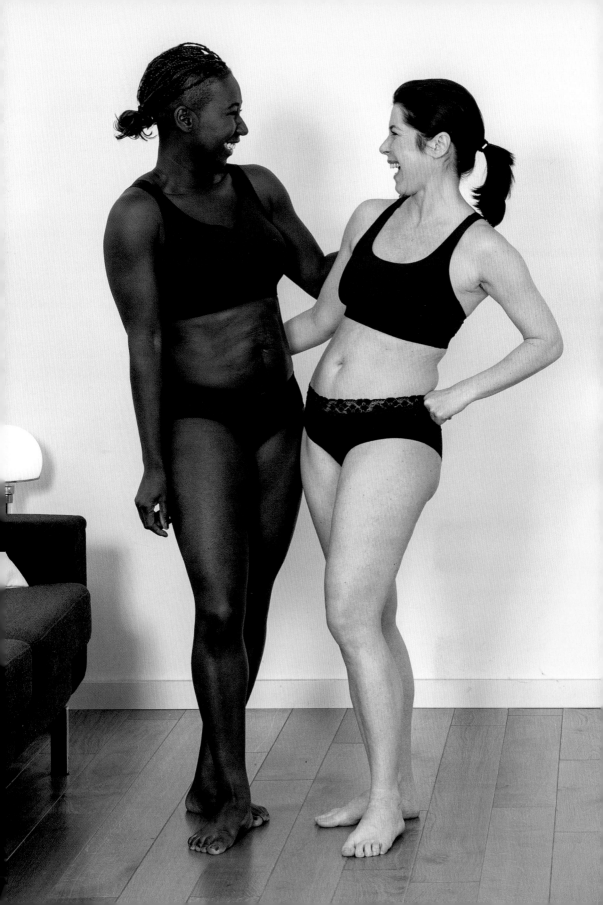

了解自己的身体

怀孕和分娩后你的身体会发生很多变化，掌握一定的生理学和解剖学知识，你才可以更好地保护自己的身体。

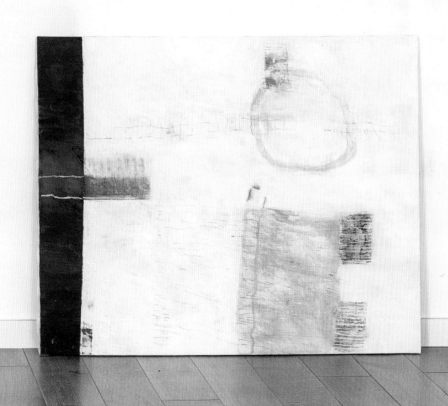

怀孕和分娩引发的身体变化

尽管繁衍后代是人类社会里再平常不过的现象，但从怀孕伊始到分娩结束，女性身体所经历的变化仍然堪称奇迹。

孕期的身体变化

怀孕及其引发的身体变化会对作为女人的你产生极大的影响，最明显的外在表现就是你的肚子会越来越大，到了孕晚期，可能连行动都会变得很不方便。当然，具体情况因人而异，在某些女性那里完全算不上困扰的事情对另外一些女性来说却可能是天大的麻烦。总的来说，所有女性在怀孕期间都要经历身体上方方面面的变化，但神奇之处在于我们的身体会自然而然地适应怀孕所带来的变化。这些变化一方面是正常的生理变化，主要表现在内脏器官的形态、循环系统的功能、激素分泌水平的改变等；另一方面是解剖学上的变化，身体的外形乃至受力情况都会有所改变。

生理上的变化

到怀孕 34 周时，孕妇的血容量[1] 相对于孕前会增加大约 50%，同时凝血功能会增强，容易形成血栓。相关激素作用于身体，使全身的组织变得柔软，就连心肌和肠壁也不例外。而血容量增加、血管扩张、心肌收缩力下降必定会给循环系统造成沉重的负担。血液循环减慢，组织缺氧，会导致呼吸急促、身体容易疲劳。子宫的不断膨大，会把内脏器官挤得移位。

孕晚期，孕妇体内很容易发生水潴留，导致大腿、手臂、手指乃至面部浮肿。激素的变化是造成水潴留的元凶。血管扩张后，其通透性会增加，血液中的水分更容易进入周围的组织。虽然水潴留会令身体很不舒服，会让戒指和袜筒给皮肤留下深深的勒痕，但分娩后这些多余的水分会被迅速排出体外。

在孕期，呼吸困难也是一个重要问题。怀孕时，由于母亲和胎儿都需要氧气供应，所以孕妇对氧气的需求量大大增加。孕晚期，胸廓的形态发生改变，

---

1 指全身各处血管中的血液总量。

加之膈肌抬高[1]，呼吸将变得更加困难。

身体结构上的变化

身体结构上的变化首先发生在骨盆：一种叫作"松弛素"的激素会使骨盆相关韧带变得松弛，于是骨盆前倾，这又会导致腰椎的曲度增大（腰椎过度前凸）。随着腹围的增加，身体重心会渐渐前移，背肌、臀肌和大腿后侧肌肉会变得无力，或者说处于过度负荷之下。同时，位于脊柱前方的髂腰肌因为持续超负荷工作，可能发生挛缩，而腹肌则变得严重无力。

基于这些事实（怀孕时女性身体所发生的变化，有的女性甚至要多次承受这种变化），我认为所有女性都应该无比骄傲地看待我们的孕期生涯。而充满爱意的"你的表现真棒！""我在关注着你，我会给你充分的时间来恢复"是我们对待自己身体应该持有的态度。

怀孕时身体所经历的重大变化：

- 内脏器官被推挤移位。
- 膈肌被抬高，活动度变小。
- 胸廓前后径和左右径均增大，影响膈肌的功能。
- 盆底肌所承受的子宫重量持续增长，负荷越来越大。

---

1 膈肌是分隔腹腔和胸腔的一层薄的肌肉，它会随着呼吸上下移动。如果它因怀孕或疾病而高于天然位置，就会导致胸腔压力增高，肺的呼吸功能受限，从而造成机体缺氧。

- 腹肌被严重拉扯，肌束不能再维持天然走向。
- 腹肌力量变弱，使得背肌必须代偿腹肌的部分功能。背肌因此而变得过度紧张。
- 胎儿的重量增加，孕妇的肌肉和结缔组织变软、韧带松弛，这会导致孕妇驼背。
- 激素水平的变化会对全身组织产生影响，导致身体"变软"和不稳定。
- 乳腺发育。
- 血容量增加（可增加约50%）。
- 心脏负担加大。
- 失眠。
- 精神压力大。

产后的身体变化

以分娩为终点的漫长孕期是每一位产妇都难以忘怀的人生经历。无论是身体上还是精神上，孕期内都发生了太多的变化。然而在分娩后，还有更多的变化在等待着你。

怀孕期间，相关激素已经使孕妇的身体组织变得松弛和柔软，这是在为分娩做准备。如果母亲在分娩时非常放松，子宫的规律收缩可使子宫颈扩张，子宫内的胎儿借助宫缩的力量，其头部可穿过母亲的骨盆腔到达子宫颈处，然后被推入阴道。

阴道内表面全是褶皱，胎头经过这里时，褶皱会被撑开。胎头露出体外的

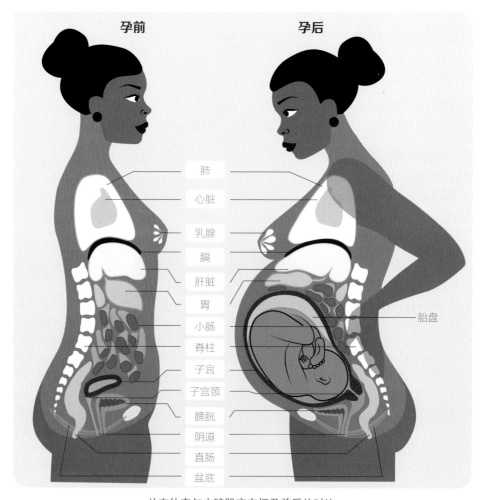

孕前　　　　　　　孕后

肺
心脏
乳腺
膈
肝脏
胃
小肠
脊柱
子宫
子宫颈
膀胱
阴道
直肠
盆底

胎盘

外在体态与内脏器官在怀孕前后的对比

那一刻，已经松弛的盆底肌会被极度拉伸，尤其是球海绵体肌承受着巨大的压力。子宫最后阶段的收缩将胎盘推出，这时体内的激素水平会迅速发生改变，身体的产后恢复过程于是启动。

胎盘娩出后，产褥期正式开启。对分娩损伤的治疗应在这段时间进行。产褥期（共 6～8 周）分为产褥早期和产褥晚期，产后的头 10 天为产褥早期。

作为新手妈妈，我们必须知晓：胎盘的娩出会在子宫内留下一个巨大的创面（直径可达 10 厘米）。这个巨大的创面需要时间来愈合，因此，对于产妇来说，首要任务就是静养。

分娩时体内分泌的催产素和前列腺素可以刺激泌乳，促进初乳生成，以满足新生儿在生命最初阶段的营养需求。新手妈妈不必过于担心泌乳问题，即使

两个重要激素

　　催乳素　在孕期，催乳素能促进乳腺发育。在哺乳期，催乳素能促进乳汁分泌。哺乳期间，血液中较高水平的催乳素会抑制排卵，从而产生避孕效果。但如果你没有再次怀孕的打算，请千万不要依赖这种避孕方式，还是采取科学的避孕措施为好。

　　催产素　催产素又被称为"拥抱激素"，因为它产生于令人愉快的皮肤接触时（比如母亲拥抱自己的孩子时），能引发巨大的幸福感。哺乳时，婴儿的吸吮能刺激母体分泌催产素，从而促进输乳管收缩和乳汁释放。催产素还有一个重要功能，就是促进子宫复旧。

在分娩前你的身体没有分泌乳汁，它最迟也会在分娩过程中被刺激产生。

关于分娩的一些常识：

- 宝宝出生会造成产妇体重下降5~8千克。
- 产后水分流失会造成产妇体重下降2~4千克。
- 产后恶露排出会造成产妇体重下降约1千克。
- 奶阵来临时体温会升高。
- 产后头3个月，妈妈的血压会很低，心肌收缩力会比产前下降30%左右。

　　宝宝出生之后，对你来说，从精神到肉体，一切的一切，都和怀孕前不同了。如果是第一次生育，你可能会感到有点惊奇：由于腹部的重量一下子减轻了，刚下地时你的步履会有些蹒跚；在激素的作用下，你的身体组织（尤其是肚子）会变得无比柔软，肚皮松松垮垮的，上面还爬满了妊娠纹。

　　如果在分娩过程中身体受到了损伤，那么产后你会感到下体疼痛。如果是剖宫产，最初伤口会很疼；一段时间后，瘢痕处仍然很敏感，但瘢痕周围的组织可能会变得麻木。医护人员会教你如何正确地下床如厕、如何在清洗下体时避免引发感染。最开始，恶露可能会很多，呈鲜红色；渐渐地，恶露的量会变少，颜色会变暗、再变淡，直至彻底消失。

子宫

　　是的，女性的身体简直就是造化的奇迹。你知道吗，非孕状态下的子宫只有60克重、7~9厘米长，而到了怀孕40周时，它竟能达到约1000克重、30厘米长！多么不可思议，这是只有女人才能创造的奇迹！所以可想而知，子宫复旧需要一定的时间（子宫复旧的一般进程如下图所示）。

如果是剖宫产，子宫复旧的时间会略有延长。无须焦虑，这是正常现象。如有疑问，可以向妇产科医生咨询。

子宫由数对韧带悬吊在盆腔中。怀孕期间，这些韧带会被拉长到原来的3~4倍。因此，尽管怀孕时子宫在不断增大，但它仍能保持稳定。韧带的复原和产褥期的结束并不是同步的。非孕状态下，子宫被韧带牵拉着稍向前倾，并保持在固定的位置上。但是，在产后恢复阶段，这些被拉长的韧带很难起到应有的作用，所以俯卧位（腹下要垫高）和肘膝跪位（见第95页图2）特别适合帮助子宫回到原来的位置，并且能促进恶露排出。

即使在分娩前已经受够了宫缩之痛，但分娩后宫缩还会持续一段时间。作为子宫主要成分的肌肉会逐渐收缩，使子宫恢复到原本的大小。

宝宝出生后，子宫复旧过程开启。在最初的几天乃至几周内，你会不时感到子宫在小腹内抽搐。当把宝宝抱在胸前时，你的体内会分泌催产素，这个激素会促进宫缩，因此，喂奶时常常伴有宫缩的感觉。这种拉扯感是一种别样的疼痛，而且会持续很长时间，直到子宫完全复原才会消失。

恶露

恶露自胎盘脱落后就开始从体内流出。它不是一个易于启齿的话题，谁会愿意身体不断流血并且散发着令人不悦的气味呢？但是妈妈们，请从积极的角度来看待恶露，它渐渐发生的颜色变化标志着身体在痊愈，标志着子宫正处于良好的复旧过程中。如果恶露突然停止、下腹疼痛、恶露颜色发生异常改变或者有难闻的气味，则意味着你的身体出现了状况，请及时向妇产科医生咨询。

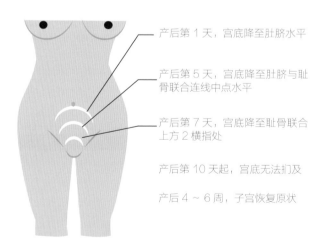

产后第1天，宫底降至肚脐水平

产后第5天，宫底降至肚脐与耻骨联合连线中点水平

产后第7天，宫底降至耻骨联合上方2横指处

产后第10天起，宫底无法扪及

产后4~6周，子宫恢复原状

子宫复旧的一般进程

有助于恶露排出的小贴士：

- 在肚子下面垫一个枕头，然后俯卧。
- 请专业人士进行腹部按摩。
- 定时如厕，以清空膀胱和肠道。
- 行走时，脚掌微微发力，使步伐富有弹性。
- 哺乳。

阴道

阴道是产道的一部分，产后能够回缩，但是无论如何也恢复不到孕前的状态。阴道的内表面全是褶皱，它们在分娩时会被撑开。分娩 3 ~ 4 周后，褶皱会重新形成，阴道肿胀等现象也会消失。

自然分娩后，阴唇和阴道口处于被撑开的状态，小便时可能有灼痛感，这通常是皮肤擦伤的缘故，此时可用温水或洋甘菊茶轻轻冲洗外阴。几天后，阴唇和阴道口就会合拢起来。

会阴

会阴部位血流充沛，因此，这里的伤口愈合速度较快，一般产后 1 ~ 2 周就会明显好转。要特别注意保持伤口缝合处干燥，以免感染。坐浴和外敷聚合草药膏[1]能促进伤口愈合。会阴是枢纽部位，盆底肌大都汇集于此。在重新开始身体锻炼前，必须观察会阴伤口是否已

---

1 以聚合草为原料制成的药膏。聚合草为紫草科聚合草属植物，根、叶可入药，有刺激新细胞生长的功能，常被用于治疗外伤，可促进伤口愈合。

经愈合。

请注意：盆底肌功能可能在产后较长一段时间内都处于低下状态。

腹肌

生完孩子后，你可能会被自己的肚子吓一大跳，因为它看起来好像里面仍然揣着一个宝宝。这是正常的。怀孕期间腹肌被严重拉扯，肌束已经偏离了原本的走向，肌肉功能几乎完全丧失。腹肌功能的恢复很大程度上要借助于规律而有效的产后恢复练习。

卵巢

产后第一次月经何时到来，主要取决于你采取的是母乳喂养还是人工喂养，因为哺乳会使血液中的催乳素水平居高不下，而高水平的催乳素能抑制排卵。产后第一次月经通常出现在产后第 4 个月或者更晚，但也可能提前。再次提醒：千万不要把哺乳当作避孕手段！我常常碰到这样的情况：新手妈妈跟着我锻炼，结果没坚持几周就惊讶地发现自己又怀孕了。采取人工喂养的妈妈，月经来得要早一些。

如何顺利渡过产褥期

"褥"这个字眼说明妈妈们在产后初期应该主要保持卧床状态，这样可以让盆底得到充分的休养。要想促进恶露排出，你可以每天多次、每次最多 30 分

钟采取俯卧姿势，肚子下面垫一个厚厚的枕头，这样能使子宫处于原本应该处于的前倾位。

被过度拉伸的腹肌和已经缩小的子宫给膀胱腾出了很大的空间，这可能导致你完全意识不到何时应该排尿。为了避免这种情况，产后初期你要给自己定好闹钟，按时去厕所。充分饮水对身体的恢复和乳汁的分泌是非常必要的，所以最好在每次哺乳前后都喝一大杯水。进餐同样重要。由于激素的作用，新手妈妈往往母爱"爆棚"，这会导致你没什么胃口，几乎感觉不到饿。产褥晚期，身体接近非孕状态，但这并不意味着身体已经完全恢复。德国有句民间谚语说：9个月怀胎分娩，9个月恢复如初。我

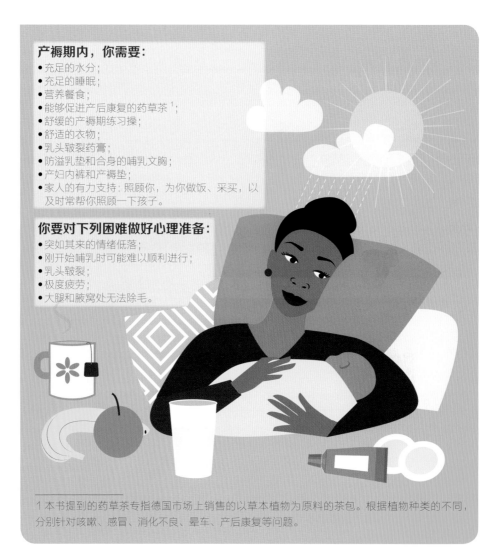

产褥期内，你需要：
- 充足的水分；
- 充足的睡眠；
- 营养餐食；
- 能够促进产后康复的药草茶[1]；
- 舒缓的产褥期练习操；
- 舒适的衣物；
- 乳头皲裂药膏；
- 防溢乳垫和合身的哺乳文胸；
- 产妇内裤和产褥垫；
- 家人的有力支持：照顾你、为你做饭、采买，以及时常帮你照顾一下孩子。

你要对下列困难做好心理准备：
- 突如其来的情绪低落；
- 刚开始哺乳时可能难以顺利进行；
- 乳头皲裂；
- 极度疲劳；
- 大腿和腋窝处无法除毛。

1 本书提到的药草茶专指德国市场上销售的以草本植物为原料的茶包。根据植物种类的不同，分别针对咳嗽、感冒、消化不良、晕车、产后康复等问题。

对此话持不同意见，每个妈妈的情况都有所不同，有些妈妈可能需要 1 ~ 2 年才能恢复孕前的身材。

日常动作指导

下面这些小贴士有助于你在产褥期的身体恢复，减轻日常活动对盆底肌造成的压力。

（在床上或地上）从卧姿起身时　当你处于仰卧位时，请一定先翻身到侧卧位再起身，并且整个过程中头颈部要保持放松状态，不要主动抬高，这样腹肌才不会承受过多的压力。

咳嗽或打喷嚏时　应有意识地绷紧盆底肌和臀部肌肉，身体转向一侧，将该侧胳膊肘高举过肩掩住口鼻，尽量降低咳嗽或打喷嚏的强度，这样可以避免盆底肌承受太大的压力。

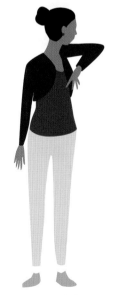

产褥期咳嗽或打喷嚏的正确姿势

（在椅子上或床上）从坐姿起身时　先将臀部挪至椅子或床的边缘。双脚的摆放姿势：要么脚尖对齐，要么一前一后，双脚的水平间距与髋同宽。然后先吸一口气，在呼气的同时绷紧盆底肌和深层腹肌，原本直立的上半身稍向前倾，最后双腿发力站起来。

（在地上）从坐姿起身时　先令双膝着地，然后一条腿向前伸，屈起膝关节，并保证膝关节处于该侧踝关节的正上方。支起后脚，双手撑在前屈的大腿上。先吸气，在呼气的同时绷紧核心肌群[1]，双手用力下压，支撑自己站起来。

（从地面上）提拿物品时　向前迈一步，上半身保持正直。先吸气，在呼气的同时绷紧核心肌群，后腿屈膝着地，前腿膝关节保持在踝关节的正上方，然后再去提拿物品。

俯卧时　每天多次、每次最多 30 分钟采取俯卧位可以促进子宫复旧。应在肚子下面垫上厚厚的枕头或靠垫，以抬高骨盆。可以请专业人士对你进行指导，以确保身体姿势正确，避免挤压到胸部。这个体位也适合用在"俯卧位胸式呼吸练习"（见第 38 页）上。

如厕时　小便时：坐在马桶上，上半身保持正直，双脚着地，间距与髋同宽；不要屏息用力排尿，要先放松盆底，

---

1 指能使躯干保持挺拔的一组肌肉，主要包括膈肌、盆底肌、腹直肌、腹斜肌、腹横肌和竖脊肌。这组肌肉通过结缔组织彼此相连，组成一个强有力的张力系统包裹着身体核心部位。

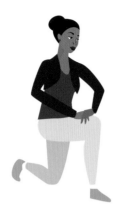

产褥期（在地上）从坐姿起身的正确姿势

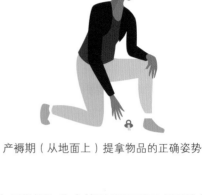

产褥期（从地面上）提拿物品的正确姿势

然后让尿液自然流出；排尿结束后，在提起裤子的同时上提盆底肌，这样盆底肌每天都会得到一些额外锻炼。大便时：坐在马桶上，腰部微弓，后背靠在马桶水箱上，双脚着地；呼气，口中发出长音"ha"的同时将大便排出体外。为了保护盆底，你可以用手（直接或隔着护垫）按住会阴部位。如果是剖宫产后，为了在排便时保护伤口，你可以稍稍托起肚子。前面这些话听起来让人感觉产后排便是个大工程，其实不一定，对你来说，这个过程可能很简单，只要坐在马桶上就自然而然地完成了，就像生孩子前一样。

如何背宝宝

关于这个问题，你非常有必要向婴儿背带的导购人员咨询。她们不仅会在背带或者背巾的选择上为你提供建议，还能教你如何正确地使用它们。用前抱式背带正确地将宝宝背起，这样你的项背部和盆底就无须承受不必要的负荷了。如果前抱式背带安装得松松垮垮，可能会导致宝宝不能处于正确的坐姿——他（她）的髋关节姿势不正确，这会使其体重无法被背带合理地分散，其脊柱也不能处于正确的姿态。

使用前抱式背带时，不要让宝宝背对着你。大多数前抱式背带都会让宝宝的双腿自由下垂（就好比一个成年人骑在自行车的横梁上，而不是坐在车座上，双脚稳稳地蹬在踏板上），如果宝宝背对着你，他（她）的身体就会被固定成一种被动的伸展姿势，这会让他（她）非常不舒服。

使用前抱式背带背宝宝，会影响妈妈的腹压调节。关于这一点，有一个稳妥的替代方案，就是将宝宝背在后背上。尤其是当你经常感到盆底坠胀的情况下，这样做可以不刺激盆底。近年来极为流行的一种携带宝宝的方法是骑跨式竖抱法（让宝宝双腿张开骑坐在你的髋骨上）。

使用这种方法时，要注意尽可能地两侧轮换。如果你天生是个双撇子，那么这样抱孩子会非常方便。注意：采取骑跨式竖抱法时，你的上身要保持正直，时刻处于微微紧绷的状态。

如果你还有大一点的孩子，在抱起和放下他们时也需要使用一些技巧。

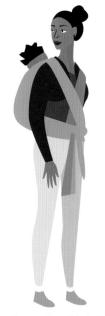

将宝宝背在后背上不会影响妈妈的腹压调节。

产褥早期如何运动

新手妈妈中的运动爱好者很可能有这样的想法：产后立即少量健身没什么危险。但"少量"是一个比较模糊的概念。如果考虑到自然分娩会使盆底肌最大限度地被拉伸、剖宫产会切开腹壁和子宫，那么，多休息、在相当长的一段时间内不让身体承受超过宝宝体重的负荷就很有必要。我可以非常明确地说：改变了的身体受力情况、被激素软化了的身体组织、被极度拉伸的盆底肌以及新形成的剖宫产瘢痕，都使得产褥早期从事体育运动成为不可能！

但是，我建议：如果你在产后感觉良好，可以即刻开始有意识的呼吸练习。因为呼吸过程与盆底直接关联，三维的呼吸方式（见第 37 ~ 39 页）能够激活盆底肌，促进血流畅通。在产褥早期，你还可以、我也推荐进行盆底感受练习。产褥早期的日常训练内容还包括血栓预防练习（见第 85 页）。盲目投入运动可能对身体恢复产生负面影响，甚至造成永久性伤害。

哺乳

第一次哺乳的感觉可能非常美妙，但也可能无比艰难。不要顾忌向他人求助，无论是医护人员，还是哺乳顾问，抑或是家人和朋友。

良好的开端是成功的一半 即使头几次哺乳不能一下子成功，也并不意味着要立刻给孩子塞上奶瓶。重要的是，要对宝宝的需求作出回应，并采取正确的哺乳方法。

与宝宝的第一次亲密接触是每个妈妈终生难忘的时刻 产后立刻与宝宝进行皮肤接触，对新手妈妈来说，不仅是心理上难以言传的神奇时刻，还是生理上各种生化反应的"点火器"，其中就包括促进催产素的分泌。

即使你和宝宝在产后不得不立刻分离，也不会影响将来建立起良好的哺乳关系。你的伴侣可以代替你与宝宝接触，他可以将宝宝放在他裸露的皮肤上。这种第一次亲密接触以及母婴同室的策略都能促进母婴之间的情感连结，让宝宝感到被欢迎和被呵护。出生后第一个小时特别重要，正确的接触会激励宝宝主动寻找乳房。哺乳是一种后天习得的能力，也就是说，它仅有部分基于先天性的反射。第一次哺乳就能成功并不是一件理所当然的事情。你和宝宝需要共同学习。你能够也需要教会宝宝，他（她）要从哪里获得赖以生存的"口粮"。

哺乳的开端和哺乳频率 最初几天，宝宝喝到的是蛋白质含量极高的初乳。产后 2～4 天，乳房渐渐充盈，这是乳腺进入工作状态的信号。关于如何促进泌乳，有一点非常重要，就是在产后头几天里要让宝宝频繁地吸吮乳头，哺乳频率应不低于每天 8 次。持续 10 分钟左右的主动吸吮就可以算作 1 次理想的哺乳了。对泌乳这一生理过程来说，需求量决定产量。如果你由于某些原因无法实现每天至少 8 次的哺乳，可以用吸奶器或双手将乳汁挤出来。因为小婴儿在吃奶时总是很快入睡，所以挤奶对新手妈妈来说是一个很好的方案。

哺乳疼痛 哺乳的最初体验对于一些新手妈妈来说可能并不美好。哺乳时的宫缩也会引起身体不适，但这表明你的身体正在恢复中。

如果你出现了乳头皲裂，说明宝宝的吃奶技术还不纯熟。此时，应当尽量让乳头暴露在空气中，同时在乳头和乳晕部位涂抹少许乳汁或不含致敏原的羊毛脂软膏。如仍有问题，请向专业的哺乳顾问咨询。如果可能，最好选择拥有国际认证泌乳顾问（International Board Certified Lactation Consultants, IBCLC）资质的专业人士。

妈妈们要关注宝宝在吃奶时是否保持清醒，要学会辨别宝宝开始饥饿的信号。在哭闹前，他（她）会先左右寻觅，嘴巴做出吸吮的动作，甚至会吸吮自己的小手。尽量别让宝宝等待太久，因为当他（她）很饿时，他（她）就无法集中注意力，更加难以顺利找到乳房。

配方奶粉 长期以来，无数证据表明，母乳喂养对母婴来说都是最有益于健康的选择。但这并不意味着，当你不想或不能进行母乳喂养时，采用配方奶粉是一个糟糕的替代方案。在这里，我仍然建议你向专业人士咨询。

哺乳期如何运动 运动对身体大有益处，适量运动可以保持身体健康。但运动中需要注意以下两点：第一，你的着装，尤其是运动文胸，应该具有良好的支撑性。如果文胸固定不住乳房或者与乳房皮肤发生摩擦，会非常不舒服。第二，运动强度要保持在能够让你一边运动一边正常讲话的程度，不要大到让你上气不接下气。

一般来说，运动强度大到产生了严重的肌肉酸痛并不利于产后身体的恢复。只要你还处于产后恢复阶段，就要清楚：可以锻炼身体，但不要运动过度。另外，我还建议在运动前进行一次哺乳，这样到下次喂奶前，你会有足够的时间安心运动。如果运动中出汗的话，哺乳前要用清水清洗乳头，以免有盐分积聚在上面。

哺乳和心理压力 "别给自己太大压力"，这话说起来容易做起来难。孩子的需求、自己的期望和往往不太理想的泌乳量像三座大山一样压在很多新手妈妈的心头，尤其是在母乳喂养的最初阶段。如果你觉得压力太大，不要自己强撑，请一定寻求专业人士的帮助，他们会给你支持。要记住：哺乳是需要学习的。要相信：你和宝宝经过一段时间的磨合，未来一定能成功实现母乳喂养。

心理压力过大会提高体内的压力激素——皮质醇——的水平，这种激素会妨碍身体恢复。请努力淡化那些让你倍感压力的烦心事，也可以请人来帮你进行心理调节。

深刻感受你的身体

"知识就是力量"。对身体的核心部位了解得越多，你就越能理解作为母亲这个角色的身体需求，从而帮助它早日恢复到最佳状态。

盆底

亲爱的妈妈们，在开始恢复训练之前，我想先详细地介绍一下盆底。怀孕前，我们中很少有人了解对女人来说无比重要的这薄薄的一张肌肉网到底是干什么的，我们看不见它，如果一切正常的话，通常也感觉不到它。

但是，随着孕期的到来，它的存在感渐渐凸显。最迟在上第一堂孕妇瑜伽课或孕妇普拉提课时，当我们不得不每小时去一次厕所，或者打个趔趄就会有尿液滴漏到内裤上时，我们便意识到，必须对盆底加以关注了。

怀孕和分娩将使盆底这个非常纤薄但具有重要作用的肌肉网受到严重伤害。有种说法认为，采取剖宫产的女性盆底所受伤害较小。其实那只是个传说。研究表明，对产后盆底状态起决定性作用的，是长达 9 个月的孕期中盆底所承受的负荷，自然分娩只是压倒骆驼的最后一根稻草。因此，请所有的妈妈一定

要认真阅读这部分内容。

关注是良好恢复的前提

从某种意义上说，健康的盆底是女性身体保持健康状态和完美实现生理功能的基础，其充分恢复的前提是你要重视它。生产是个艰苦的历程，此后你的身体再也不可能和孕前一样了。你可能觉得这是个坏消息，其实不然，它可以促使你开展规律的运动，进行在家就可以做的各种简易产后练习操，让你比以前任何时候都更加善待你的身体。

产后，盆底康复训练是迫在眉睫还是问题尚未浮出水面，取决于你以前从事运动的积极程度。我同意这个观点，但是我还要重申：产褥期不适合进行高强度运动。即使你在产后感觉特别良好，无比渴望重新投入运动，但你的全身组织——无论是经过剖宫产还是自然分娩——都仍然是松弛和软化了的，这就是为什么不应该在产褥期让身体承受比宝宝体重更大的负荷的缘故。如果太

早承受重负，可能造成永久性损伤。盆底肌的疼痛感受器比身体其他浅层肌肉要少得多。一方面，这是造物主的巧妙安排，可以在一定程度上帮我们减轻分娩的痛苦。但另一方面，这也意味着在盆底承受过度负荷和痛苦折磨时，我们的大脑无法接收到恰当的反馈。这导致很多人在产后过早、过多地运动，而若干年后，她们将为自己当初的无知埋单。

忍受这一段短暂的、无法运动的无聊时光对身体来说是值得的，很快你就可以愉快地享受规律运动所带来的好处了。我的意思是：你很快就能拥有平坦而紧绷的小腹、完美的性生活，或者仅仅是自由的感觉了。谁会乐意终日承受尿失禁、器官脱垂或者腹直肌分离的烦恼呢！谁会乐意生完孩子 1 年后看起来还像是怀孕 6 个月呢！

为了让大家更好地了解自己的身体，对其有一个具体的认识（这对于接下来的恢复训练非常重要），我首先来介绍一下骨盆以及相关肌肉的解剖学构造及其作用。这些知识有助于你正确地执行各项训练任务。

骨盆的结构与功能

怀孕期间，骨盆在多个方面扮演着重要角色。骨盆的骨性部分——骨盆环——是各种肌肉、肌腱和韧带的附着部位，它还起着保护盆腔器官和胎儿的作用。骨盆通过骶骨与脊柱相连，是上半身和下肢的连结环节。盆底是骨盆的一部分，具有封闭骨盆下口的作用。

骨盆环

无论是对于产褥期训练，还是接下来的复原期训练，了解骨盆环的几个关键点都非常有用。女性骨盆要宽于男性骨盆，髂骨翼也不像男性的那么陡。女性的骨盆就是为生育而设计的，因而具有显著的特征。

骨盆环上部两侧是髂骨，它与坐骨和耻骨的会合处形成的凹面叫作髋臼。

骨盆环的背面是骶骨，它连结起左右髂骨。骶骨上面与腰椎相连，下面与尾骨相连。髂骨翼与骶骨围起的区域叫大骨盆，容纳着部分肠管。大肠的直肠部分向下进入小骨盆[1]，小骨盆里还容纳着膀胱和部分女性生殖器官。

盆腔器官

盆腔器官位于小骨盆内，被结缔组织稳稳地固定在应处的位置上。耻骨的正后方是膀胱，它被韧带等结构固定于肚脐水平下方的盆腔内。膀胱的后面是子宫、一对输卵管和一对卵巢。非孕状态下，子宫一般稍向前倾，紧贴着膀胱，这对膀胱能起到额外的固定作用。子宫同样由韧带固定。直肠在子宫的后面、骶骨和尾骨的正前方。

---

1 又叫真骨盆，是大骨盆向下延伸的骨性狭窄部。小骨盆的内腔叫作（骨）盆腔。

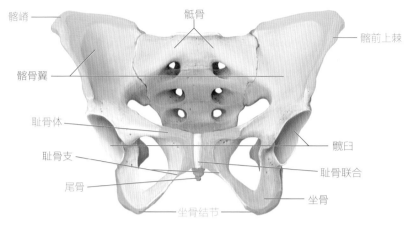

骨盆环及其重要扪触点

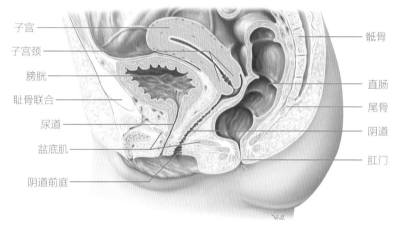

盆腔器官侧面观

引自《普罗米修斯解剖学图集——解剖学概论及运动系统解剖学》（Prometheus LernAtlas der Anatomie Allgemeine Anatomie und Bewegungssystem）第 5 版。作者：Michael Schünke、Erik Schulte、Udo Schumacher；插图作者：Markus Voll、Karl Wesker。德国斯图加特 Thieme 出版社，2018 年出版。

盆底肌

　　了解了盆腔器官的构成后，我们就会明白：盆底要在多个层面上担负起职责，才能维系住各个器官的位置。女性的盆底上面有 3 个通道穿过：用于排尿的尿道、用于分娩的阴道以及用于排便的直肠。而男性的盆底只有 2 个通道穿过，并且男性盆底的结缔组织含量比女性的高 70%，所以更为牢固。

　　盆底肌群中各肌肉的肌束走向是不

一致的。一些较老的教学模型会把盆底形容为彼此相叠、层次分明的多层肌肉。但其实，盆底各肌肉的肌纤维彼此交融难以严格分层，盆底也并非一张厚度均一的肌肉网。盆底内部有一个十字交叉结构，纵向肌束走行于耻骨和尾骨之间，横向肌束走行于两个坐骨结节之间以及两块耻骨之间。

　　浅层盆底肌走行于耻骨和尾骨之间，看起来像一个"8"字，中心部位就是会阴中心腱。这层肌肉能够关闭肛门、尿道口以及收紧阴道。当这层肌肉主动收缩时，能起到封闭盆底各身体开口的作用。

　　为了更好地感受这层肌肉，你可以坐在椅子上，一只手在后包覆在尾骨尖上，另一只手在前包覆在耻骨联合处，然后在吸气的同时让前后两点（耻骨联合和尾骨尖）轻轻彼此远离，再在呼气的同时主动收缩盆底肌，将这两点拉近。

　　再往里一层是中层盆底肌。中层盆底肌整体形状呈三角形，肌束横向走行于两坐骨之间和两耻骨之间。其中会阴横肌可以调节盆底张力的大小，还对阴道和尿道起固定作用。会阴深横肌前方有尿道阴道括约肌。浅层和中层盆底肌的肌纤维均汇集于会阴中心腱。会阴中心腱位于肛门与阴道之间，你可以扪触到它。如果主动令坐骨结节相互靠拢，或者主动将盆底上提，你还能感觉到它的运动。

　　在中层盆底肌里面还有一层肌肉——深层盆底肌，它具有维持盆腔器官位置的作用。其中一部分从耻骨出发，或围绕直肠构成"U"形结构，或止于尾骨；另一部分则从髂骨和坐骨行向尾骨和

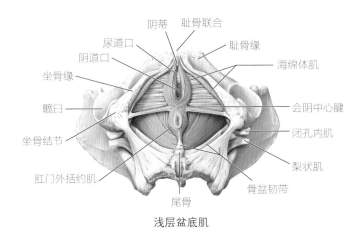

阴蒂　耻骨联合
尿道口　耻骨缘
阴道口
坐骨缘　海绵体肌
髋臼
坐骨结节　会阴中心腱
闭孔内肌
梨状肌
肛门外括约肌　骨盆韧带
尾骨

浅层盆底肌

引自《普罗米修斯解剖学图集——解剖学概论及运动系统解剖学》（Prometheus LernAtlas der Anatomie Allgemeine Anatomie und Bewegungssystem）第 5 版。作者：Michael Schünke、Erik Schulte、Udo Schumacher；插图作者：Markus Voll、Karl Wesker。德国斯图加特 Thieme 出版社，2018 年出版。

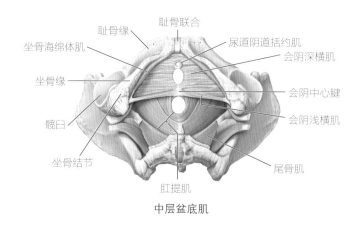

耻骨联合
耻骨缘
坐骨海绵体肌
尿道阴道括约肌
会阴深横肌
坐骨缘
会阴中心腱
会阴浅横肌
髋臼
坐骨结节
尾骨肌
肛提肌

中层盆底肌

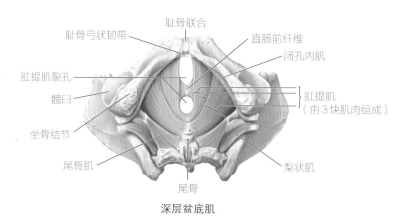

耻骨联合
耻骨弓状韧带
直肠前纤维
闭孔内肌
肛提肌裂孔
髋臼
}肛提肌
（由3块肌肉组成）
坐骨结节
尾骨肌
梨状肌
尾骨

深层盆底肌

引自《普罗米修斯解剖学图集——解剖学概论及运动系统解剖学》（Prometheus LernAtlas der Anatomie Allgemeine Anatomie und Bewegungassystem）第5版。作者：Michael Schünke、Erik Schulte、Udo Schumacher；插图作者：Markus Voll、Karl Wesker。德国斯图加特 Thieme 出版社，2018 年出版。

骶骨。

　　盆底结构复杂，参与多项生理活动。这张薄薄的肌肉网封闭了骨盆下口，能将从身体其他部位传递到此处的力均匀地分散开来并继续传递下去。盆底还承托着众多盆腔器官，能够反射性地关闭尿道口和肛门（防止大小便失禁）。

　　盆底还具备被动扩张能力，这种能力在自然分娩过程中体现得淋漓尽致。自然分娩过程中，盆底肌被最大限度地拉伸。[1] 自然分娩后，盆底就成了薄弱地带，难以维持膀胱、子宫和直肠的正常功能。[2] 不同的生理功能需要盆底各肌肉具备不同的特性：有的需要具备耐力以进行持久的工作，有的需要在进行咳嗽、打喷嚏、跳跃等动作时具备快速反应能力。

缩阴球和盆底肌康复仪

如今，各大电商平台、连锁药房都有缩阴球在售卖，女人们深信它是治愈盆底肌损伤的神器。如果你的盆底肌确实薄弱无力，缩阴球有可能起到强健盆底肌的作用。但是要注意，将其放入阴道时要采用正确的方式，并且要以正确的方式进行锻炼，每天的使用时间要控制在 10 ~ 15 分钟。如果遇到问题，请向医生求助。

你还要知道：对盆底肌来说，仅仅进行强健训练是不够的，有时反而会造成伤害。真正效果良好的、适合不同身体情况的盆底肌训练应该包括四个方面：力量训练、耐力训练、放松能力训练和反应能力训练。训练的目标不同，各项练习所占的比例也不同。

对于有意使用盆底肌康复仪的朋友，我建议大家尽量购买智能的或配有手机应用程序的仪器。

拥有弹性十足、功能良好的盆底肌，意味着：

• 有助于盆腔器官被维系在正确的位置并保持稳定；

• 背部可以保持放松状态，因为盆底肌是核心肌群的重要组成部分；

• 体态会挺拔美好；

• 能够改善膀胱无力和盆腔器官移位问题；[3-4]

• 能够改善便秘和（或）大便失禁问题，还能减轻排气现象；[5]

• 能够提高神经传导能力，改善血液供应，从而增强盆底敏感性，提升性欲。

盆底肌修复

如果自然分娩比较顺利，或者实施了剖宫产，产后第 1 天你就可以进行有意识的呼吸训练和盆底肌感受训练（如睡莲练习，见第 90 页）了。不要进行力量训练，那会妨碍伤口愈合。我建议正式开启产后恢复训练的时间最好在产后第 2 ~ 30 天，根据你的感觉和生活安排而定。剖宫产后手术切口处的肌肉会有轻微的拉扯感，虽然这不妨碍训练的开展，但还是要谨慎一些，毕竟刚刚进行了开腹手术，伤口需要愈合。在产后头几周，千万不要进行腹肌训练。请与医生商讨你的身体情况适合开始产后恢复训练的时间。

✧ 浅层盆底肌感受练习

起始姿势＋正式练习： 端坐在椅子或凳子上，膝关节略低于髋关节，双腿分开的角度以刚好能看到第2个脚趾为宜。深吸气，使胸廓最大限度地扩张（要采用腹式呼吸）。呼气的同时收紧尿道口、阴道口和肛门。试试能否将收紧状态保持几秒钟，然后有控制地放松。

辅助想象： 想象有一根抽绳，你正在缓慢地抽紧它。想象你在令耻骨与尾骨相互靠近。

对镜自检：

• 背靠墙坐好，双腿分开，双膝支起，一边用镜子观察自己的阴部，一边进行上述练习。你会看到肌肉是如何运动的，盆底是如何向体内微微缩进的。

• 试着让阴唇活动起来，想象你可以令它们像鼓掌一样分开、合拢。

• 绷紧盆底肌。你会看到和感受到会阴部位的运动，它会向体内微微缩进。

小贴士： 产褥早期，本练习应以仰卧姿势进行。

注意事项： 臀肌、大腿肌和下颌均要保持放松状态，舌头也要放松，呼吸要流畅。

✧ 中层和深层盆底肌感受练习

起始姿势： 端坐在椅子或凳子上，膝关节略低于髋关节，双腿分开的角度以刚好能看到第2个脚趾为宜。身体稍向前倾，找到坐骨结节的位置，双手手背向上放在坐骨结节下（这个姿势可能有点不舒服，但很快就会结束），然后令上半身回到端正姿态。

正式练习： 采用腹式呼吸。深吸气，在呼气的同时主动将坐骨结节相互拉近，想象着会阴向体内微微缩进。（为了激活最深层的盆底肌，请尽量将盆底向体内缩进。）

小贴士： 产褥早期，本练习应以仰卧姿势进行。刚开始练习时，只需在想象中运动即可，不要真的用到肌肉。在脑海中想象坐骨结节的内侧和耻骨的盆面，想象两坐骨结节之间的肌束在收缩。

辅助想象：

• 想象中心向上高高支起的马戏团帐篷。一边想象帐篷的顶心在被继续顶高，一边将颈部伸长。

• 想象你捏住一条毛巾，将它从地上提起来。

说明：

刚开始练习时，为了更好地感受盆底肌的收缩和舒张，可采取仰卧姿势。如果想获得更好的锻炼效果，需采取直立姿势。

盆底肌感受练习注意事项

• 骨盆必须保持在中立位（见本页图1），既不前倾（本页图2为骨盆前倾），也不后倾（本页图3为骨盆后倾）；

• 臀部和大腿的肌肉保持放松；

• 下颌、面部和肩膀的肌肉保持放松；

• 开始练习时，在呼气的同时收缩盆底肌；

• 学会上提盆底很重要！不要只是锁紧尿道口、阴道口和肛门，那会导致盆底肌痉挛。

知识点：会阴横肌收缩时，深层腹肌会被激活。

如果盆底有压迫感或坠胀感，请停止练习，及时就医，检查是否存在盆腔器官脱垂问题。如果存在此问题，应采取相应的治疗措施；如果不存在此问题，可继续练习。

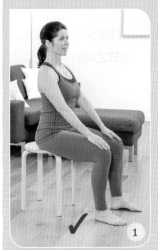
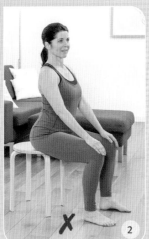
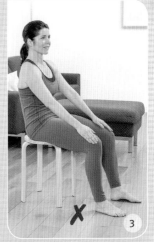

学会放松盆底肌

在这里，我要重申：有意识地放松盆底肌非常重要。当你产后忙着锻炼盆底肌的力量、耐力和反应能力时，别忽视了还要学会有意识地放松盆底肌。研究表明，尿失禁不仅可由盆底肌薄弱导致，也可因盆底肌过度紧张（痉挛）、丧失反应能力导致。盆底肌放松练习应从口腔开始。下颌的放松对放松盆底肌至关重要。牙关紧咬、舌头死死抵住上腭或者面部肌肉绷紧都会影响你对盆底肌的控制。

请抓住空闲时间反复练习以下内容：吸气时令盆底肌轻柔地舒张；呼气时不要用力，令盆底肌自然收缩。

在正式开始盆底肌康复训练之前，请先进行以下练习。

✧ 笑脸练习

这个练习随时随地都可进行。当然，它也许不太适合在与别人谈话时进行，因为没有缘由的微笑会令对方迷惑。如果你不介意的话，也可以试试。

面部和盆底相互影响？这不太容易理解，因为二者相距实在太远。然而，这二者之间确实存在着关联。譬如，当你紧咬牙关时，盆底肌会反射性地收缩。试一下，你就能体会到咬牙时盆底也会绷紧。舌头同样如此。当你参加考试或面试时，是不是会不自觉地用舌头抵住上腭？人在处于压力之下或内心紧张时就会这样，这时盆底也处于紧张状态。你会经常抬眉或皱眉吗？对，这也会触发盆底肌的收缩。当我们无意中频繁地做出这些习惯性动作时，盆底就处于持续紧张当中。

笑脸练习会帮助你有意识地放松面部和下颌的肌群，从而放松盆底肌。让我们现在就开始吧！

• 向各个方向活动嘴巴和下颌。活动时，嘴巴微微张开，舌头放松（见第31页图1）。

• 紧闭双唇，将空气从双唇间用力挤出，发出"bu、bu"的声音（见第31页图2）。

• 伸出舌头，让舌尖沿顺时针方向画圈，然后沿逆时针方向画圈。

• 上述3个练习，每个练习重复3～5次。

✧ 髋内收肌放松练习

大腿内侧有一组强健的肌肉，其对盆底的弛张状态有巨大的影响，这组肌肉叫髋内收肌群。下面的练习就是针对这组肌肉的拉伸练习，通过本练习，这组肌肉和盆底肌都能得到放松。

你需要为本练习准备 3 个大枕头。

起始姿势：斜靠在一个大枕头上，后背与床面成 45 度角。两腿分开，脚掌相抵，两膝下各垫一个枕头（见本页图 3）。

正式练习：

• 脚掌用力相抵，要感到大腿内侧肌肉紧绷。

• 紧绷状态维持 15 ～ 20 秒[6]，然后放松，体会放松的感觉。15 ～ 20 秒后，再次用力绷紧。

• 重复上述动作 4 ～ 6 次。

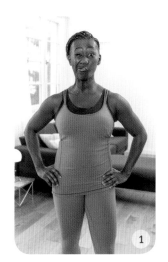
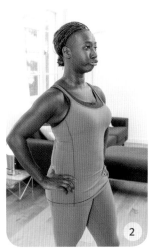
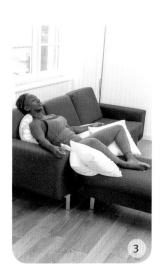

呼吸

呼吸练习是产后恢复训练的重要内容。自由、深入、三维的呼吸意味着身体能获得充分的氧气供应，还代表脊柱状态良好。呼吸能使身体放松、充满活力，呼吸能促进产后恢复，所以，良好的呼吸是盆底健康的关键。

但是，人体最主要的呼吸肌——膈肌——的功能却会因为孕期身体的变化而或多或少地受到影响。不断增大的腹部使膈肌无法充分下降。而且，胸廓左右径变宽，胸骨下角变大，会导致膈肌虽然能运动，但无法在吸气时充分地收缩，呼吸因此变得短促。而这又会影响脊柱的灵活性，从而影响体态。为了让身体重新变得挺拔，你必须学会有意识地呼吸。

如果你经历的是比较顺利的自然分娩或剖宫产，产后还没出院时就可以开始温和的呼吸练习，开启产后恢复的进程了。

膈的构造和功能

膈是一片穹窿形、薄片状的肌肉，它将胸腔和腹腔分隔开来。膈上有 3 个裂孔，分别供食管、腹主动脉和下腔静脉通过。膈的左上方是被心包所包裹的心脏。肺也位于膈之上。而胃、肠、盆腔器官、肝和肾都位于膈的下方。膈的附着点分别在第 7 ~ 12 肋骨内面、胸骨内面、上两节腰椎的内面。膈的全部肌纤维在膈的中央移行为中心腱。

吸气时，膈肌收缩并下降几厘米，在负压的作用下，空气涌入肺中。腹腔和盆腔里的脏器会向下移动少许，盆底肌受到来自上方的压力，会发生反射性的扩张。呼气时，膈肌舒张并回到原位，

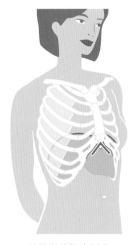
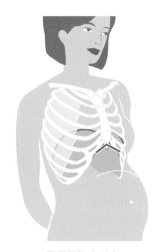

非孕期的胸廓形态   孕期的胸廓形态

怀孕导致的胸廓形态改变

盆底肌收缩。

　　身体天然具有的这些生理机制可以被我们应用在产后恢复训练中。吸气时我们扩大胸腔，令盆底肌也随之扩张；呼气时我们主动收缩盆底肌，轻轻拉近耻骨和尾骨之间的距离，并使两个坐骨结节彼此靠拢。你也可以想象你的下腹部正在变得扁平，想象的同时缩小胸腔、拉长脊柱，使腰肢变细。但在缩小胸腔和拉长脊柱之前，你必须先将尿道口、阴道口和肛门收紧并上提盆底。如果只收缩胸廓、缩细腰肢，没有使盆底肌紧张起来，盆腔器官就要承受巨大的压力，核心肌群也可能出现肌力失衡。

腹压

　　腹压增大通常出现在搬提重物、大便、咳嗽、呕吐和分娩时。上述活动中，我们吸气后会屏住呼吸，此时膈肌会收缩但不会下降，而是停留在原位，同时盆底肌也会收缩，于是腹压就会增大，这会增加盆底的压力。

　　呼吸训练对产褥期身体恢复有重要意义，它能给受伤的盆底组织带来轻柔、规律的冲击，促进其痊愈。如果你没有时间进行其他恢复性训练，可以试着在哺乳、进餐或走路时进行有意识的呼吸训练。

学会呼吸

　　骨盆和脊柱的灵活性练习可以帮你掌握如何进行有意识的呼吸。通过这类练习，膈肌的运动能力会得到提升，脊柱也会变得更灵活。

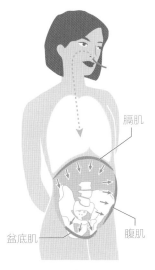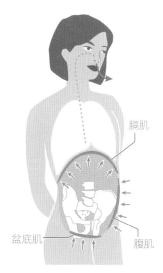

吸气时　　　　　　　　呼气时

呼吸时膈肌和盆底肌的运动方向

✧ 表盘练习

起始姿势：仰卧屈膝，双脚分开，间距与髋同宽，拇趾球、小趾球和脚后跟三点着地。脊柱伸展，腰部保持天然曲度。双手放在下腹部，想象在这个部位有一个表盘，肚脐在 12 点钟方向，左髋在 3 点钟方向，尾骨在 6 点钟方向，右髋在 9 点钟方向（见第 35 页图 1）。

正式练习：

• 向 12 点钟方向和 6 点钟方向来回移动骨盆。整个过程中下颌要保持放松，骨盆的运动要传导到头部。

• 向 3 点钟方向和 9 点钟方向来回移动骨盆，使腰部两侧不断地缩短、拉长。

• 沿着想象中的表盘刻度 360 度地运动骨盆，先顺时针，再逆时针。

• 上述每个动作练习 3 ~ 5 次。

注意事项：呼吸要保持流畅。肩膀要放松且不要离开地面。

✧ 脊柱中段转动练习

起始姿势：仰卧，右膝支起，左腿伸展并放松地放在地面上。双臂垂直伸向天花板，双手掌心相贴（见第 35 页图 2）。

正式练习：先深吸一口气。呼气的同时向左转动视线，然后是头部、颈部、胸部，最后是肩膀和双臂，依次转向左侧（见第 35 页图 3）。再深吸一口气。呼气的同时向右转动视线，然后，肩膀和双臂、胸部、颈部、头部依次转回起始位置。重复上述动作 3 ~ 5 次。然后换边，进行同样的练习。

注意事项：身体转动的幅度以骨盆不离开地面为宜。双手掌心始终保持贴合状态。

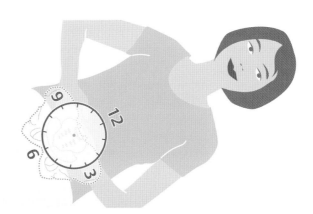

1

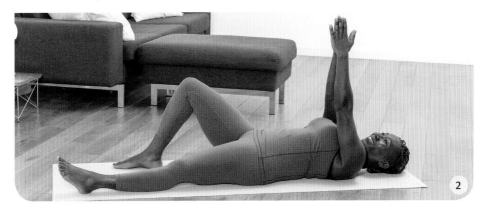

2

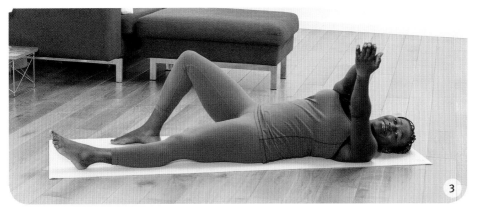

3

✧ 髋关节灵活性练习

起始姿势： 仰卧，双腿一前一后屈向胸部，双手分别放在两膝的外侧扶住双腿。

正式练习： 将一侧膝盖向前胸方向拉近一些，另一侧膝盖则远离一些（见本页图1）。然后分别以穿过两侧髋关节中心并垂直于地面的两条直线为轴，双膝同时、同方向画圈（见本页图2）。由双臂来引导腿的运动，双腿肌肉处于完全放松的状态。

变式

可在双腿画圈的同时令踝关节画圈。除了画圈，还可以用双腿画躺着的"8"字，即"∞"。

经过练习，身体变得灵活了，这会让接下来学习和掌握各种呼吸方法变得容易一些。

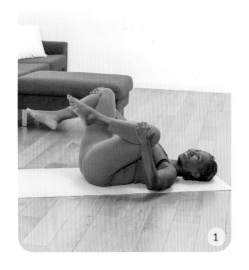

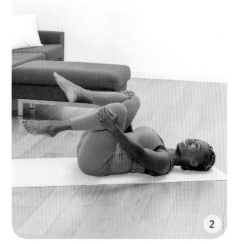

✧ 仰卧位腹式呼吸练习

起始姿势：躺在垫子中间，双膝支起，双脚分开，间距与髋同宽，拇趾球、小趾球和脚后跟三点着地并用力下压，拇趾球和脚后跟尽量靠近，足弓呈弓起状态，双手放在下腹部（见下图）。

正式练习：采用腹式呼吸。深吸气，腹壁对抗双手的压力轻轻向上抬起。呼气时，腹壁下降。一呼一吸为 1 次，练习 3 ~ 10 次。

注意事项：腹壁上抬时不要过于用力，要聚精会神地感受整个过程。

说明：你可能会发觉自己在吸气时腹壁下降、呼气时腹壁上抬。要努力让这种情况反过来。开始时可能会有些不习惯，这是正常的，继续练习就好了。

接下来的很多恢复性训练都会采取这种呼吸方式。[7]

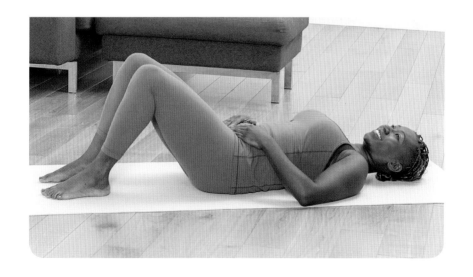

✧ 仰卧位胸式呼吸练习

起始姿势：与前一个练习相似，只是这个练习要将手放在胸部，指尖相对（见下图）。

正式练习：深吸气，双手指尖的距离会因此稍微拉开。呼气时，双手指尖会再度相互靠近，腰部会收细。

注意事项：注意放松臀部和肩部的肌肉。

说明：胸式呼吸时，胸廓左右径会扩大，胸骨会微微抬高，腹壁也会随之运动，这是完全正常的，也是我们希望达到的效果。

✧ 俯卧位胸式呼吸练习

起始姿势：采取俯卧位。如果刚刚生产完，请将一个枕头垫在肚子下面，这会促进子宫复旧。双拳相叠垫在额下，双脚分开，间距与髋同宽，脚背贴在地面上。

正式练习：深吸气，令空气抵达肺的后下部，使胸腔尽量变大，肋间隙尽量增宽。然后自然呼气。

辅助想象：吸气时，想象着气流从上到下穿过身体，脊柱得到充分舒展，就像温和的春日里轻风拂过你的头发。

注意事项：臀肌要保持放松状态。

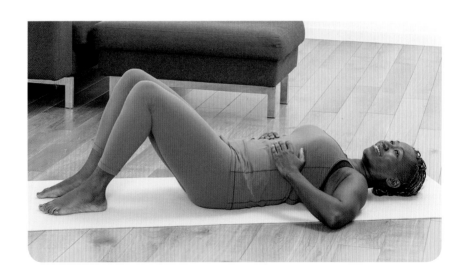

◇ 胸腹联合式呼吸练习

在本练习中，我们要将腹式呼吸和胸式呼吸联合起来，使膈肌、肋间肌、背肌和盆底肌以它们天然的运动方式协同工作。有研究表明，有意识地采取适当的呼吸方式，有助于盆底运动与呼吸过程在分娩后重新协调一致。

由于分娩（无论是自然分娩还是剖宫产）会影响我们对"盆底肌—膈肌—腹肌"这一体系的整体感受，所以需要采取各种呼吸方式和发音方法（比如爆破式发音呼吸法）来恢复"盆底运动—呼吸过程"的和谐统一以及腹肌的张力。

我们需要根据盆底肌肌纤维类型的不同（功能的差异）进行有针对性的练习：对于那些需要持续工作的肌肉，我们采取能增强其耐力和力量的音节，比如在呼气的同时发出长音的"xi"或"fu"的声音；对于那些需要进行快速反应的肌肉，我们就要配合使用爆破音，比如特别短促有力的 [p] [t] [k] 或 [hɔp]（见第 96 页）来锻炼它们；而对盆底肌进行主动放松时，则要采用长音的"pu"或"ha"。

所有练习均可在坐式、侧卧式、四肢着地式以及婴儿式体位（见下图）下进行。

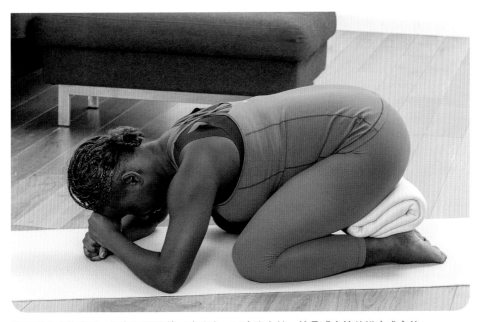

采用婴儿式体位时，臀部不要直接压在脚上，可在脚上放一块叠成方块的浴巾或床单。

腹肌

新手妈妈在产后第一次看到自己的肚子时，最常发出的疑问就是："为什么我的肚子还像怀孕时那么大？"这是一个好问题，下面我会告诉你造成"妈咪肚"的若干原因。

怀孕期间，与盆底肌同属核心肌群的腹肌也疲惫不堪。它们必须改变原本的肌束走向才能为不断长大的胎儿提供足够的活动空间，这是造物主的高明之处。由于某些激素水平的变化，我们的身体组织（这里主要指腹部的肌肉和筋膜）也会随之变化，以适应胎儿的大小和形状。[8] 其中改变最明显的就是腹直肌，它的肌腹随着怀孕月份的增长而被拉扯得越来越薄。腹斜肌和腹横肌也是如此。这些肌肉的肌束会渐渐偏离原来的走向。随着肚子的增大，这些肌肉越来越难以发挥稳定身体的作用。

身体在漫长的 9 个月里所发生的改变不可能在一朝一夕间就恢复原样，而且身材的恢复速度和程度是因人而异的。一些妈妈，产后不久肚子看起来就几乎和从前一样了（但这并不意味着肌肉也恢复了全部功能）；另一些妈妈，可能需要一年的时间大肚腩才能消失。亲爱的妈妈们，请不要焦虑。解决这个问题的关键，是在产后以科学的方式开展腹肌训练，它能使你的身材变得优美，更重要的是，它能使核心肌群变得强健，令你在日常生活中保持挺拔和充满力量，还会让你免于器官脱垂、尿失禁以及产后腹直肌分离症的困扰。当然，成功的产后恢复还包括其他一些方面，我将在后面的章节中阐述这个问题。

腹肌的构成与走向

腹直肌位于腹壁前正中线两侧，中间由一条长长的结缔组织——白线——连结在一起。怀孕期间，腹直肌会向外偏离。一般来说，孕妇的腹直肌会在肚脐高度处发生分离。腹直肌属于浅表肌肉，在耻骨附近行向身体深处，通过筋膜与盆底相连。

腹外斜肌位于腹部浅层，从胸廓外侧斜向下行向腹壁前正中线处。腹内斜肌位于腹部深层，从腹股沟、胸腰筋膜和髂嵴处斜向上到达下位肋骨和白线处。

位于腹壁最深层的腹横肌对于身体的稳定和身体姿势的保持具有重要意义。它从下位肋骨的内面、胸腰筋膜、髂嵴和髂前上棘出发到达白线处。它很像一条宽宽的腰带，环绕在胸廓和骨盆之间。它通过筋膜与会阴横肌相连。

腹肌与盆底肌的协同作用

腹肌参与脊柱的前屈、旋转和侧屈运动，还参与腹压的维持和增加。此外，它们还能协助呼气。腹横肌和一部分腹内斜肌的肌束可以与盆底肌同步运动。当你绷紧深层腹肌时，盆底肌也会紧张起来；反之亦然。腹肌与背肌相互拮抗，以维持躯干的直立。腹腔脏器能被固定

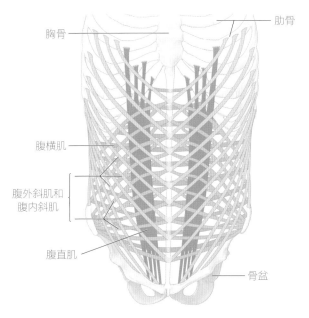

胸骨

肋骨

腹横肌

腹外斜肌和
腹内斜肌

腹直肌

骨盆

腹肌的构成

引自《普罗米修斯解剖学图集——解剖学概论及运动系统解剖学》（Prometheus LernAtlas der Anatomie Allgemeine Anatomie und Bewegungassystem）第 5 版。作者：Michael Schünke、Erik Schulte、Udo Schumacher；插图作者：Markus Voll、Karl Wesker。德国斯图加特 Thieme 出版社，2018 年出版。

在应有的位置，也有腹肌的一份功劳。

所以，腹肌和盆底肌必须协同训练。只进行腹肌训练会增加盆底肌的压力，这样是无法获得持久而理想的恢复效果的。同样地，想让身体在产后得到彻底恢复，只进行盆底肌康复训练也是无法达到目的的。

没有怀孕时，在执行某一动作前，你的盆底肌、深层背肌和深层腹肌会提前紧张起来，这叫作肌肉的"预先收缩"。这种机制在产后会发生改变，肌肉们不再能有效地做到预先收缩并将你的身体"提前稳定"住。[9] 这是我们积极进行产后恢复训练的另一个原因。

✧ 深层腹肌激活练习

起始姿势：仰卧，双膝支起，双脚分开，间距与髋同宽，拇趾球、小趾球和脚后跟紧贴地面。脊柱舒展，腰部保持天然曲度。

如何找到腹横肌：

将双手食指和中指分别放在两侧髂嵴部位，然后向腹壁前正中线方向移动几厘米。现在咳嗽一下，你可能会感觉到手指下的肌肉（即腹横肌）紧张了一下（见第43页图1）。

现在，你知道腹横肌位于哪里了吧。你可以用下面的练习来激活这块肌肉。

正式练习：先吸气，呼气的同时绷紧盆底肌。如果你刚刚生产完，可将气流用发长音"fu"的方式从两唇间送出；如果你已经生产完一段时间了，你的力量可能已经有所恢复，此时可采用发长音"xi"的方式将气流送出，直到肺内的空气不能再被呼出。

现在你应该能感知到指下腹横肌的运动了。当你学会如何激活它以后，请认真感受它是如何轻微地向内收缩的，隔着皮肤你还能感觉到这块肌肉在逐渐

绷紧。绝对不要让腹肌们顶着你的手指向上凸起，如第43页图2那样。

注意事项：

● 如果在练习中感觉到骨盆内有坠胀感和（或）盆底有被压迫感，请改用发稍短些的"fu"的方式将气流送出；也可以在臀部下面垫一两个枕头，以达到放松盆底肌的目的。

● 练习过程中要注意保持臀肌和大腿肌的放松以及脊柱的舒展。在绷紧盆底肌时，骨盆乃至腰部可能发生小幅度的移动，这是完全没问题的。重要的是，腰部不要用力压向地面。

说明：

由于受重力的影响，以仰卧位进行的腹肌练习无法保证最佳的训练效果。但在训练初期，为了更好地感受腹肌的收缩，我们是可以采取仰卧位的。掌握了练习方法后，应该改用直立姿势进行训练。

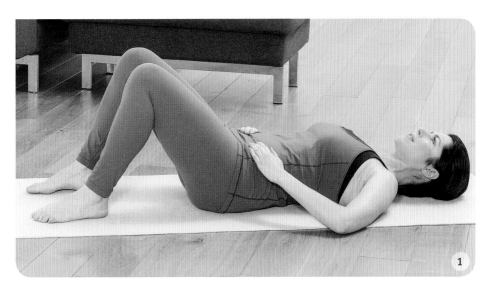

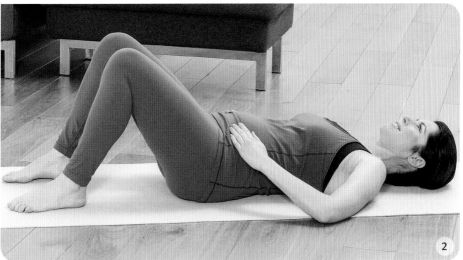

背肌

通过前面的章节，我们已经对身体的核心部位有所了解了。我们了解了核心区的底面（即盆底）、前面、后面以及侧面。

由于核心肌群各成员的功能密切相关，所以对它们进行协同训练是非常必要的。只有这样，才能使那些被怀孕和分娩折磨得脆弱不堪的器官和组织重新达到平衡状态。身体背部的肌群对于保持身姿的挺拔和身体的健康舒适至关重要，这一点很容易理解。

人体背部，从脊柱下部的骶骨一直到头部的枕骨，都是背伸肌群的"势力范围"。背伸肌群是一个复杂的体系，由多层肌肉构成，有长肌也有短肌，它们的任务主要是对抗重力，使躯干能够直立、旋转和侧屈。它们在身体进行某个动作前会提前紧张起来（预先收缩）。

在孕期，背肌的任务特别繁重。因为身体的变化使脊柱下半段改变了原来的形态，背肌不得不更加紧张，并且要持续工作，这迟早会导致这组肌肉负荷过度和功能失调。产后，我们应该认真地纠正身体的错误姿势，让身体前侧和

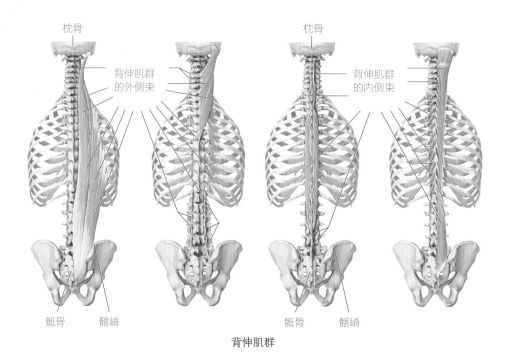

背伸肌群

引自《普罗米修斯解剖学图集——解剖学概论及运动系统解剖学》（Prometheus LernAtlas der Anatomie Allgemeine Anatomie und Bewegungassystem）第 5 版。作者：Michael Schünke、Erik Schulte、Udo Schumacher；插图作者：Markus Voll、Karl Wesker。德国斯图加特 Thieme 出版社，2018 年出版。

后侧的肌群重新实现肌力平衡。

深层腹肌与靠近脊柱的深层背肌在功能上是一个整体，它们之间的协同作用不是靠主观控制的，而是深植于我们的神经系统之中。这个自动发生的"预先收缩"机制[10]通常在怀孕期间就已经被破坏掉了，在产后是绝对损坏了的。所以，适当的恢复训练极为重要，能够防止背部疼痛、器官脱垂、尿失禁和（或）骨盆疼痛[1]等种种问题的发生。

核心肌群和腹压

你们可能会问，为什么我对产后恢复这个话题如此热衷？自古以来，女人都是要生孩子的。古时候的女人肯定没有时间做什么产后恢复训练，不是也照样度过了属于她们的一生吗？是的，那时候的女性还没有产后恢复训练的概念。但是我们并不知道，她们中到底有多少人，是默默忍受着难言之隐度过了她们的一生的。

其实，产后恢复这个问题的实质就是要恢复身体的正常受力状态，使身体所承受的负荷在各个部位得到合理地分布。而要实现这个目标，核心肌群的每一块肌肉都必须能够很好地执行自己的任务，并且能和谐地相互配合，就像一个交响乐团那样。如果在这个复杂的体

系中有一个成员失职，必须有其他成员挺身而出帮它完成任务。一次两次可以，但是长此以往，体系内所有成员都会精疲力竭。

这个"交响乐团"要想完美地进行"演奏"，除了需要乐手（腹肌、背肌、膈肌和盆底肌），还需要一个乐队指挥，那就是大脑。大脑负责在正确的时间点将正确的信息传达给肌肉，然后肌肉还要将新的信息反馈给大脑。这种信息交换在产后无法完美地进行。如果我们在正确的时间采取正确的方法进行训练，就能让大脑逐渐重新学会如何发出正确的信息。

身体活动（走、跑、坐、如厕等）的方式会影响腹压的分布。如果腹压长期不正常，身体迟早会有回应，会出现

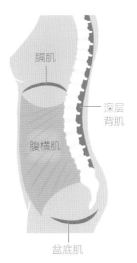
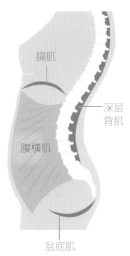

正确姿势下的核心肌群　　错误姿势（腰椎过度前凸）下的核心肌群

1 也有译作骨盆环疼痛、骨盆带疼痛者。

正确与错误姿势下的核心肌群

背痛、盆腔器官脱垂、尿失禁、腹直肌分离，等等。

世间万事万物皆有联系，这句话体现在生活的方方面面。在我们的身体上，这句话更是得到了淋漓尽致的体现：腹肌与盆底肌和背肌是相连结的；膈肌与盆底肌通过身体深层的结缔组织产生关联，并且协同工作；而腹肌与膈肌在胸廓处有所交汇。

髋肌

髋肌直接或间接地与盆底肌相连，所以对孕产妇来说非常重要。怀孕期间这组肌肉的功能会受到影响，因为骨盆状态的改变会影响它们的走向，从而导致肌肉痉挛和身体稳定性丧失。同时，随着妊娠月份的增加，腹肌越来越难以承担起维持躯干直立的功能，臀大肌的任务于是越来越重，腰肌也处于持续压力之下，因为它们要负责稳定过度前凸的腰椎。这些任务随着胎儿的长大日益变得艰难，肌肉们因此面临着负荷过大乃至痉挛的局面。可能一直要到产后2年左右，你的骨盆才能恢复原来的形态。

髋肌中负责将骨盆稳定在股骨之上和负责保持躯干直立的肌肉如果软弱无力，会对核心肌群的功能发挥产生持续

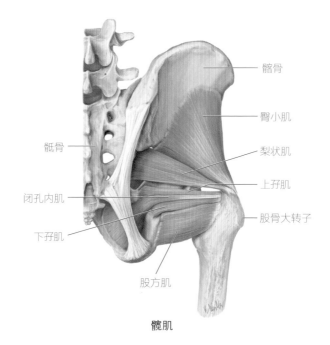

髂骨

臀小肌

梨状肌

上孖肌

股骨大转子

骶骨

闭孔内肌

下孖肌

股方肌

髋肌

引自《普罗米修斯解剖学图集——解剖学概论及运动系统解剖学》（Prometheus LernAtlas der Anatomie Allgemeine Anatomie und Bewegungassystem）第5版。作者：Michael Schünke、Erik Schulte、Udo Schumacher；插图作者：Markus Voll、Karl Wesker。德国斯图加特 Thieme 出版社，2018年出版。

的负面影响。因此，产后恢复训练必须包括针对这个肌群的练习。训练初期可以采取侧卧位，但最好采取站立位，这样我们做的动作才能真正用到这些肌肉。如果髋肌不能很好地行使功能，腹肌和盆底肌也无法充分发挥它们的作用。[11]

一部分髋肌直接附着在小骨盆上，从骨盆行向股骨，并通过筋膜与盆底相连。为了感受哪些肌肉属于髋肌，请采取单腿站立姿势，膝关节处于伸展状态但不要过伸（这一点非常重要，否则髋肌不能充分发挥作用）。将另一条腿抬离地面约10厘米，按"前—侧—后—前"的顺序连续画6圈。然后休息一下，换腿进行上述练习（见下图）。

支撑腿侧有紧绷感的那些肌肉，就是我刚刚介绍的髋肌。

髂腰肌

髂腰肌中最长的肌束从最下位胸椎出发经骨盆一直到达股骨内侧。怀孕时此肌处于紧张短缩状态。为了让它重新发挥应有的功能，我们需要对它进行针对性锻炼。

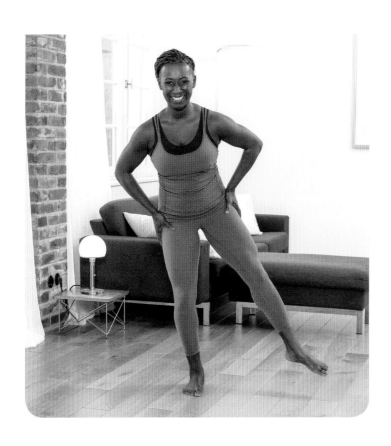

◇ 髂腰肌拉伸练习

本练习可以放松髂腰肌，使腰椎不受此肌的过度牵拉，从而提高髋关节的灵活性，还能使呼吸变得更加顺畅。做练习前需要准备几个枕头或一个半充气的皮球。

起始姿势： 仰卧，将枕头或皮球垫在臀部下面，使骨盆的位置高过肩膀。一条腿屈起，双手抱住该侧膝部，将其拉向胸部。另一条腿伸直，并保持与地面平行（见本页图 1）。

正式练习： 均匀呼吸，令伸直的那条腿慢慢下落，要尽可能地接近地面（见本页图 2）。绷紧臀部，坚持15～20秒，然后放松。两侧腿各重复上述动作4～6次。

注意事项： 伸直的那条腿的纵轴要与身体的纵轴平行，屈起的那条腿的髋关节、膝关节和踝关节的中心点所构成的平面要与地面垂直。呼吸要流畅。如果感到髂腰肌处疼痛，请停止训练。

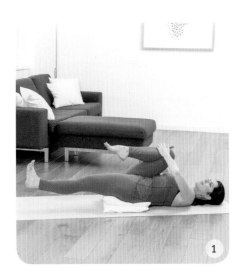

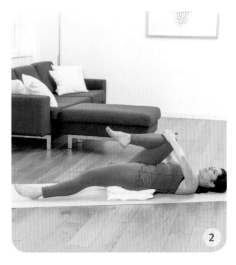

足部

双足是身体的根基，它们带着我们走遍世界，将我们与大地相连。强健有力又灵活的双足是身体直立的关键。对女人来说，拥有功能良好的足弓与拥有充满活力、弹性十足的盆底一样重要。

足部通过踝关节与小腿相连，小腿通过膝关节与大腿相连，大腿通过髋关节与骨盆相连。从身体下部传导过来的力，被骨盆接收并传递给脊柱。反过来，来自身体上部的力量也会通过脊柱传递到骨盆，然后通过髋关节继续向下传递到双腿和双足。我们的身体在不断地进行着这样的力量传递。

牵一发而动全身

我们的身体内部有一张筋膜构成的网络，它使得身体各个部分相互关联、相互影响：足部姿势正确对膝关节和髋关节的状态有正面影响；足弓功能良好可以保证脚后跟垂直于地面，既不内翻也不外翻；然后，来自身体上部或下部的力量才能沿着身体纵轴正确地传递，相关肌肉才能从正确的初始状态收缩或舒张。所以我们要知道，拥有功能良好的足弓才能使骨盆处于正确的位置，从而使力量在体内合理分布。[12] 这又能带来如下效果：盆底肌松弛有度，股骨头与髋臼更好地吻合在一起，髋肌也不再紧张，骨盆更稳定，双腿运动更灵活，腹肌处于良好的"持续性紧张"状态，

脊柱能以更省力的方式对抗重力保持挺拔，肩膀既不前倾也不后缩，头部不偏不倚地位于躯干的正上方。

激活你的足弓

站在硬实的地面上，双脚分开，间距与髋同宽，双臂自然下垂。闭上双眼，将身体重心轻轻地前后移动（身体重量依次落在脚掌和脚后跟上）、左右移动（身体重量依次落在拇趾球和小趾球上）各几次，然后将身体摆正。想象拇趾球与脚后跟内侧在相互靠拢，拇趾球和小趾球也在相互靠拢，想象自己正试图用前脚掌的中心部位从地面上"吸"起一枚一元硬币。整个练习过程中请保持膝关节不要过伸。

在脚下放一个刺猬球或网球来回滚动，可以让你更好地感受足弓的形状。

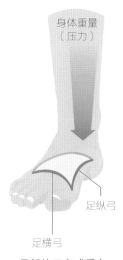

足纵弓

足横弓

足部的三点式受力

你可能面临的产后疾患

眼下，诸如尿失禁这样的孕产疾病已经引发人们的广泛关注，但仍有许多问题尚未得到足够的重视。

静脉血栓

静脉血栓是因血液凝结机制发生问题而在静脉血管内形成的血凝块，它会堵塞静脉血管，阻碍血液循环。静脉血栓经常发生在大腿、小腿或小骨盆的静脉内，但也可能发生在其他部位的静脉中。静脉血栓可能引发的严重后果之一是肺栓塞。

静脉血栓的形成原因

以下原因可能导致静脉血栓形成：

- 静脉曲张；
- 静脉管壁受损；
- 血液成分改变。

静脉血栓的症状

静脉血栓的常见症状如下：

- 皮肤浮肿、发红；
- 皮肤发热；
- 皮肤发亮；
- 体温微微升高；

- 血栓部位疼痛（尤其是咳嗽时）；
- 心跳加快。

静脉血栓的高发人群

以下人群容易发生静脉血栓：

- 久坐、长期卧床、活动量小的人；
- 孕妇（因胎儿不断长大，静脉回流日益不畅）；
- 静脉管壁薄弱或患有心力衰竭、血管疾病的人；
- 喝水少、排尿少的人。

产后如何预防静脉血栓形成

产后多活动是非常必要的。自然分娩的妈妈如果没有并发症，很快就可以下床活动了，这能大大降低静脉血栓的发生风险。剖宫产的妈妈在产后 6 小时应下床活动[1]。这时如果可能，你可以取

---

1 这是德国医院的惯例。我国的一般情况是产妇在剖宫产 24 小时后、拔掉导尿管后方可下床活动。

下导尿管自行如厕。虽然医生会给剖宫产的妈妈注射抗血栓药，但还是应该及时下床走上几步。

需要久坐时，将双腿垫高很重要。可在脚下垫几个枕头，膝部保持微屈，这样能促进静脉回流。如果双腿一直平放在床上，请启动医院给你配置的下肢静脉泵。

静脉曲张袜也能很好地预防静脉血栓形成。如果你已经患有静脉血栓或者有发生静脉血栓的风险，那么去医院生产时最好带上静脉曲张袜，并且在产后可能的时候穿上它。向主治医生通报这个情况也是很有必要的。

在本书的"产褥期训练"部分，你可以找到预防静脉血栓的有效方法（见第85页）。

肺部感染

为什么产后容易发生肺部感染呢？这是因为怀孕会使呼吸的过程发生改变，肺内的空气流通状况变得糟糕。生产后，尤其是剖宫产后，深呼吸可能会引发疼痛，产妇往往会避免进行深呼吸。而浅呼吸会使分泌物积聚在肺内，且无法通过咳嗽排出。

产后适时下床活动，保持环境通风良好但又不能有穿堂风吹过，以及科学的呼吸训练，都有助于避免产后呼吸系统疾病的发生。

伤口愈合不良

这个问题一般发生在剖宫产或会阴损伤后。如果由于细菌感染而造成伤口愈合不良，就必须打开伤口进行清理，然后再次缝合。除了细菌感染，身体过早承受过度负荷也会影响伤口的愈合。因此，我们必须遵循伤口愈合的规律，在剖宫产或较为严重的会阴损伤后，不要过早、过高强度地进行运动锻炼。

伤口愈合的过程及在此期间的注意事项如下：[13]

术后当天至第5天　炎性反应期。产妇在医院接受护理，伤口处可能有强烈的痛感。这时要想进行产后训练，应主要进行感受训练，可适当进行血栓预防训练。

在进行感受训练时，要试着在想象中勾勒盆底各肌肉的位置，并结合正确的呼吸方法。有研究表明，疼痛部位的肌肉会"关闭"自己的功能，这对身体是一种保护。为了不让这种模式固定下来，我们很有必要用意念"活动"盆底和伤疤。

术后第6～21天　组织增生期。可以进行一些小幅度的、温和的身体活动和呼吸练习，使身体开始恢复正轨。有意识的呼吸和轻柔的感受练习能促进身体恢复，小心地活动可使受伤的组织获得更好的血液供应。不要低估这些小幅度的、看似不起眼的身体练习的作用，如果不在这个阶段进行活动，伤口可能给你带来很多麻烦：伤口处会粘连，性生活、排尿、排便等都会受到影响。

术后第 22 天起　现在，你的身体可以承受一定的负荷了。这意味着你可以逐步提高活动量。这个阶段大约持续 3 个月。

作为新手妈妈，你体内某些激素的水平仍然很高，这使得伤口及其周围组织在产后 12 ~ 16 周后才能稳定，你的身体才能承受更大的负荷。当你打算进行产后恢复训练时，请先咨询专业人士。

说明：让盆底肌处于完全休息的状态，这从生理学角度讲是不可能实现的，这也不是我们想要达到的目标。呼吸和重力作用会使盆底肌总是承受着一定的压力，这是身体执行正常生理功能所必需的。让盆底肌承受适当的压力，是我们希望达到的状态。

便秘

孕期，不断膨大的子宫会挤压肠管，催乳素会间接地使肠蠕动减慢，这都可能导致便秘的发生。产后，腹腔内出现大量的空余空间，肠管需要时间慢慢回到原位。

因怀孕导致的腹肌无力会造成腹压不正常，而适当的腹压是排便所必需的。此外，膈肌的运动对肠道排空也非常重要，它的上升、下降会刺激肠管蠕动。但是，正如我们所知，膈肌在孕期被抬高，在产后也无法马上恢复其正常运动

范围。

剖宫产的麻醉措施会导致肠道"瘫痪"一段时间。会阴缝合会引发额外的心理压力，产妇会担心排便疼痛。

如果 2 ~ 3 天没有排便，可去医院进行灌肠治疗。适当活动，足量饮水，尽可能不吃蛋糕、饼干这类食物，都有利于肠道功能的恢复。大约 4 周后，你的肠道功能就能恢复到正常水平。

乳腺不通和乳腺炎

这个标题是不是听起来就很疼？乳腺炎常常伴随乳腺不通发生，二者属于同类问题，在乳腺不通持续一段时间后，就有可能发展成乳腺炎。

乳腺不通和乳腺炎症状非常相似，有时二者的界限也很模糊。乳腺不通时，乳汁淤积在乳腺管内，你会感觉乳房内有小的硬结，有时一片区域都比较硬。乳房的痛感类似于瘀伤。乳腺不通到后期会有发热、打冷战、关节疼痛等症状，这会让你误以为自己得了流感。如果你身边有通乳师，可以请她采取按摩、热敷等方法为你进行专业的乳房护理。如果没有通乳师，就去求助妇产科医生。我们最不愿意看到的结果就是乳腺不通发展成乳腺炎，那意味着你必须使用抗生素了。

乳腺不通和乳腺炎不是断奶的理由，宝宝会帮你排空淤积的乳汁。

产后疾患不再是禁忌话题

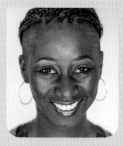

感谢如今的媒体，令"啊，我的盆底不紧致了！"这样的话题可以在社会上被公开、广泛地讨论。几乎每个育儿博主都曾为这个话题奉献过至少一篇文章。我觉得这样很好，因为妈妈们会由此知道："原来我不是一个人在承受！"产后话题引发全民关注，是一件很赞也很重要的事情。

但是也有一个不好的方面，就是这会让产后疾患看起来似乎是不需处理的正常现象，因为差不多人人都有这些苦恼。所以我的一项重要工作就是，为妈妈们提供日常生活小建议以及具有长久疗效的治疗方法。

乳腺不通的可能原因

以下情况可能导致乳腺不通：

- 衣服（包括文胸）过紧；
- 乳房受到撞击；
- 心理压力过大；
- 哺乳间隔时间过长（比如长时间不在宝宝身边）；
- 泌乳量超过宝宝所需。

应对乳腺不通的方法

一旦有乳腺不通的表现，请立刻卧床休息，绝对不可以运动。一般 1～2 天后，情况就会改善。乳腺不通绝对不是小事，这是我的血泪经验。

以下方法可有效应对乳腺不通：

- 多哺乳，并且哺乳时要将宝宝的下颌对准乳汁淤积的部位，这样该处的乳汁会比较容易被吸出。
- 哺乳前用热毛巾热敷乳房，以触发泌乳反射。
- 哺乳时轻轻按摩乳房，以帮助乳汁排出。
- 哺乳后冷敷乳房。但绝对不能使用冰块！可以使用凉爽的白菜叶或者冷纱布等。

说明：48 小时后情况如无好转或症状恶化，请立即就医！

痔疮

没有人愿意患上痔疮——那小小的（也有可能是很大的）、出现在肛门内外的肿结。它们不仅累赘，还可能引发强烈的疼痛感。它们可能有点痒，也可能非常痒。它们令身体有异物感，可能会

尿失禁常见问题解答

与母亲这个身份相伴而来的，除了强烈的幸福感，还有失眠、孕傻、情绪波动等种种烦恼，还有一些妈妈时时承受着尿失禁的折磨。下面是对一些尿失禁常见问题的解答，希望你能够从中获得帮助。

为什么产后常会发生尿失禁？ 产后尿失禁一般属于压力性尿失禁。[14] 患者会在诸如大笑、蹦跳、负重或跑步时，因腹压升高，导致尿液流出。孕期，身体组织会在激素的作用下变软，盆底、肋软骨、耻骨联合都会如此，肌肉也变得更容易被拉长，力量有所减弱。当腹压过高时，尿道与膀胱交界处的尿道内括约肌难以将尿道内口封闭，于是就会有尿液漏出来。自然分娩时，盆底肌在横向和纵向上都被最大限度地拉伸，这也是导致尿失禁的原因之一。

剖宫产也会导致尿失禁吗？ 剖宫产也会导致尿失禁。[15] 研究表明，那些在孕期就有尿失禁现象的女性，产后仍有尿失禁的可能。不要忘了，剖宫产手术时，医生会切开你的腹壁和子宫，也就是说，这些部位的神经会受到损伤，感觉会失灵，所以在产后的最初阶段，腹肌与盆底肌的协同工作无法高效实现，而其正是控制排尿的关键因素。[16]

为什么会出现产后尿失禁？ 自然分娩后，尿道内括约肌因受到极度拉伸而变得薄弱无力，无法正常执行其功能。我们可以想象一下，一个阀门不好的水龙头，如果水压过高，当然就会有水漏出来。

这里还要说说很少被提及的大便失禁问题，它也是产后损伤的一个重要话题。会阴裂伤可能导致肛门括约肌功能受损，所以Ⅲ度以上的会阴裂伤需要妇产科医生与肛肠科专家联合诊治。

产后尿失禁能自愈吗？ 有些女性在产后几个月后，尿失禁现象就消失了，这可能是因为身体在复原，盆底肌也恢复了力量。但也有一些女性，可能在产后数年还承受着尿失禁的痛苦。研究数据显示，有 1/3 ~ 1/2 的女性在产后 5 年时仍存在一定程度的尿失禁。

尿失禁可能通过相应的产后恢复训练得到治愈，但如果你有大便失禁的问题，则必须及时去医院寻求专业的诊断和治疗。

产后尿失禁有哪些治疗方法？ 如

果是盆底肌无力导致的尿失禁，可以进行规律的盆底肌力量训练。但持久性尿失禁往往和盆底肌过度紧张有关，此时我们就要进行盆底肌放松训练了，必要时可以采取物理治疗手段。在治疗尿失禁问题上，恢复腹肌、背肌、盆底肌和膈肌的协同作用是关键。怀孕后，这些肌肉的协同作用被破坏了。[17]比如腹肌过于活跃，这会限制盆底肌功能的发挥。许多运动康复门诊和物理治疗中心都有专门的盆底康复训练课程，教你如何放松盆底肌，如何在日常生活中采取正确的活动方式。

紧急情况下如何避免尿失禁？ 为了避免出现不得不突然跑去厕所的尴尬局面，你可以采取以下措施：

- 站在椅背后面，双腿交叉，给阴蒂一定的压迫。
- 吮咂一块糖果（假想的亦可），或者用舌尖顶住上牙膛。
- 快速有力地收缩盆底肌。
- 假装蹲下来系鞋带或者捡东西（上身前倾也能暂时减轻膀胱的压力）。

如果患有尿失禁，需要特别注意些什么？ 无论如何，都要多喝水！是的，你没看错。首先，缺水对身体健康非常不利。其次，喝水越少，膀胱得到的锻炼就越少。并且，喝水少会造成尿液浓缩，浓缩的尿液会持续刺激膀胱，这会导致急迫性尿失禁[18]，这意味着，膀胱中尿量很少时你就感觉必须要去厕所，并且结束后不确定自己有没有排空膀胱。许多女性在产后同时承受着压力性尿失禁和急迫性尿失禁。

应该向谁求助？ 无论如何，你都应首先拜访妇产科医生，和他商讨你的问题。终止哺乳后，体内激素水平会发生变化，你的身体组织会重新变得结实。如果终止哺乳后尿失禁仍然存在，不要默默承受，你可以求助于盆底康复治疗师或专科医生。但如果你无法按要求完成康复训练，再好的盆底训练教程也无济于事。

当所有的保守疗法都不能解决尿失禁问题时，你可以根据病情的严重程度和医生的建议，考虑是否采取手术治疗。

流血，也可能仅仅是疼痛。它们常在孕期出现、在产后消失，但很多时候，它们并不会自行消失。

它们可能本来很小，但在盆底承受压力时会变大，而且会引起强烈的疼痛。等它们缩小到可以被推入肛门后，你可以试着进行一些低强度的盆底康复训练，以加强肌肉力量，促进血液循环。如果情况特别严重，就必须求助肛肠科医生了。这时以及非常疼痛时，绝对不要进行盆底肌康复训练！

在盆底肌康复训练中，要注意感受肛门括约肌的运动。可以用枕头将骨盆垫高，使身体处于放松状态。有节奏地收缩肛门括约肌、上提盆底肌，可减轻痛苦。

对付痔疮的小贴士：

- 在患处涂抹痔疮膏；
- 每天多次仰卧并将骨盆垫高；
- 多吃富含膳食纤维的食物；
- 用橡树皮[1]泡水坐浴；
- 轻柔地排便，不要用力屏气；
- 每次大便后都彻底清洁肛周。

请注意：一定要多摄入富含膳食纤维的食物，保证饮水充足，使用柔软的椅面，并且要学会轻柔地排便。无论是在

---

1 欧美国家常使用橡树皮或其提取物治疗痔疮。中医学认为，橡树皮具有生肌长肉、活血止血的功效。实际生活中橡树皮不易获得，可用温盐水坐浴代替，也有利于缓解痔疮疼痛。

正常情况下还是在患有痔疮时（尤其是在后一种情况时），都绝对禁止用力排便。

盆腔器官脱垂

产后，盆腔器官，如子宫、阴道、膀胱和直肠，可能无法保持其原有的位置，而是下移或者向阴道前壁或后壁膨出，这些情况统称为盆腔器官脱垂。

这类问题有时症状并不明显，所以很难被察觉。在澳大利亚进行的一项有500名女性参加的调查[19]发现，14%的女性发生过盆腔器官脱垂，但其中只有1/3的人意识到了这个问题。世界上大约每10个女性中就有1个在其一生中需要接受盆腔器官脱垂手术，这个数字实在令人震惊，因为手术往往需要不止一次。

但是，即使听到这些数据，也有人错误地认为盆腔器官脱垂只会发生在老年女性身上。事实上，它同样可能发生在怀孕或生产之后的年轻女性身上。

是阴道壁膨出还是子宫脱垂

当你把手指放入阴道中时，应该感到阴道壁紧紧包裹着你的手指，阴道内没有任何凸起，阴道壁是紧致而富有弹性的。

如果你感到盆底沉重、午后有坠胀感或者阴道内有异物感，请立即拜访妇产科医生，这可能是子宫脱垂或阴道壁膨出的征兆。

阴道壁膨出和子宫脱垂是有区别的。阴道壁膨出是指盆腔器官（膀胱、直肠等）压迫阴道前壁或后壁使其向阴道内部凸起。[1] 子宫脱垂则意味着子宫从阴道口脱出。对这两种情况加以鉴别很重要，因为针对这两种情况的物理治疗方法是不同的。

还有一种情况叫盆底下垂，它是指屏气用力时和静息时会阴下降超过正常范围。盆腔器官和（或）盆底的移位或下垂会引起性生活疼痛、尿失禁、排尿困难等问题。而长期便秘、排便不尽、排便疼痛，则可能是直肠向阴道壁膨出的信号。

如何应对盆腔器官脱垂

盆腔器官脱垂情况多种多样，膀胱、尿道、阴道、子宫、直肠都有可能发生脱垂。轻度的脱垂可以通过盆底康复训练得到解决，严重的脱垂必须与医生探讨是采取保守治疗还是手术治疗。在治疗盆腔器官脱垂问题上，物理治疗师也能起到积极的作用，但其所采取的治疗方案必须基于医生的诊断。

保守治疗

有一种医疗器械叫"子宫托"，它可以承托起下垂的子宫，将其顶回原位。这种应对子宫脱垂的方法相对来说比较易于被患者接受，因为患者可以自行将其放入体内。经过专业人士的指导，患者可以根据自身病情的严重程度采取不同的使用方案（比如长期在白天佩戴或其他方式）。

是否可以进行盆底肌力量训练

可以，我甚至推荐这样做，因为强健有力的盆底肌能够更好地承托盆腔器官。最新研究表明，盆腔器官脱垂的患者均存在盆底肌无力的情况。[20] 盆腔器官脱垂患者进行盆底肌力量训练的起始姿势最好是将骨盆垫高或抬高的俯卧位、仰卧位或肘膝位。要提醒大家的是，一定要先与医生探讨你的身体情况是否适合进行训练。

腹直肌分离

姐妹们，你们知道什么叫腹直肌分离吗？有或有过这种情况的妈妈通常会这么描述："就是你生完孩子半年后，看起来仍然像个怀孕 8 个月的孕妇。"或者，"生完孩子后，我的肚皮松垮到可以'波涛起伏'。"又或者，"我的肚脐是凸起来的，甚至能看到肠子在肚皮下面蠕动。"

类似的话我可以写出好多，因为这些情况会程度不一地发生在患有腹直肌分离的女性身上。为了更好地理解腹直肌分离到底是怎么回事，我们有必要深入地探讨一下这个问题。我们必须知道，腹直肌分离这个词只描述了两侧腹直肌

---

1 严重时，阴道壁会膨出于阴道外。

从白线处彼此分离这一现象，而这只是开端，不是全部。

腹直肌分离的症状

• 看起来仍像怀孕状态，上腹部或下腹部隆起；

• 腹壁很软；

• 卷腹时，腹壁会向外隆起；

• 卷腹时，两侧腹直肌之间会出现一条"深沟"；

• 便秘；

• 恶心；

• 腹腔内有滑动感。

腹直肌为什么会分离

怀孕期间，两侧腹直肌之间的结缔组织（白线）以及腹直肌本身都会被拉伸，这从生理学角度来讲是必须的，是为了给不断长大的胎儿提供更多的空间。到生产那一刻为止，所有孕妇都存在腹直肌分离现象。[21]

腹直肌的肌腹以及白线被过度拉伸后，腹直肌的肌束走向会发生改变，肌肉无法再发挥出正常的力量，从而导致身体前侧肌肉力量不足，必须由身体背侧的肌肉进行功能代偿。

孕期身体发生的改变包括：骨盆前倾；腰肌处于持续紧张状态，以补偿身体前侧肌肉力量的不足；胸椎曲度增大，胸廓左右径变大；头颈部不再挺拔，呼吸也变得短促；臀肌处于持续紧张状态，对髋关节、膝关节、足弓的状态以及盆

底肌都产生负面影响；由于孕激素的作用，全身的组织都变得柔软，导致腹压也不正常。上述改变意味着身体各个部位（尤其是核心肌群）的受力情况都发生了重大变化。

所以，孕前进行体态、力量以及灵活性的训练是非常有意义的，这样才能使身体的受力情况达到最佳状态，为怀孕做好准备，产后也能更快地恢复。

腹直肌分离在产后会如何发展

产后，被拉伸的腹直肌及白线会慢慢回缩。对于大多数女性来说，她们的腹直肌分离现象会在产后 6 个月内自行消失，但有差不多 1/3 的女性不能自行改善。如果到产后 6 个月时腹直肌仍然是分离的，就极可能患上了产后腹直肌分离症 1。[22] 所以，在产后 6 个月到 1 年之间对腹直肌进行恢复性训练是非常必要的，可以极大地促进它的恢复。

患有产后腹直肌分离症时，日常生活中需要避免的事项：

• 提或抬重物；

• 卷腹运动，例如没有预先收紧腹肌的仰卧起坐、弓背前屈上半身等；

• 使用或不使用长杠铃的经典腹肌训练；

---

1 指因孕产导致的持久性腹直肌分离。除了产妇可能患上腹直肌分离症外，其他人群也有可能因其他原因患上腹直肌分离症。

- 单独的腹斜肌训练；

- 如厕时屏气用力；

- 强迫进行的深度腹式呼吸；

- 高冲击性的运动，如跑步、跳蹦床等；

- 可拉伸腹直肌的运动，比如瑜伽运动中的下犬式。

如何应对产后腹直肌分离症

长久以来，人们一直认为，两侧腹直肌之间的距离大小是衡量腹直肌分离严重程度的重要指标。如果这个间距大于两指半，就可以认为患有腹直肌分离症，属于疾病的一种。而我们的终极目标，就是消除这条"鸿沟"。

最新研究表明，白线的状态以及它在承受负荷时的表现才是评定是否属于腹直肌分离症的更重要指标。[23] 我们的康复目标也应该包括使白线恢复弹性，而不仅仅是缩小两侧腹直肌之间的距离。[24] 因为当你绷紧腹直肌时，如果仅仅是两块肌肉间距缩小，而白线或者松垮地深陷于体内或者硬邦邦地向体表隆起，那仍然属于腹直肌分离症。松弛的白线就好比一座摇摇晃晃的吊桥，而过度紧张的白线就好比一座陡峭的山峰，这两种情况都无法将身体一侧的力量直接传递到另一侧，或者完全不能传递。[25] 而健康的白线应该在无论是否承受负荷时都保持着适度的紧张，它应该既结实又有弹性。

产后腹直肌分离症患者的注意事项：

- 日常活动要小心谨慎，比如从床上起身时，应先转成侧卧位再起身；

- 吃健康、易消化的食物，如厕时不要屏气用力；

- 规律地（每天）进行恢复性训练；

- 掌握胸式呼吸和腹式呼吸方法（见第 37 ~ 39 页）；

- 与专业的物理治疗师沟通，令其对你的身体状况有全面了解，以制订针对性的治疗方案。

如今的物理治疗策略，除了要针对性地锻炼身体的深层肌肉（如盆底肌和深层腹肌）外，还要综合考虑整个身体的状况。腹直肌分离也是一个全身性问题，需要如此来治疗。治疗师不但要松解你全身的筋膜组织，放松你僵硬的肌肉，疏导你身体各处的堵塞，调整你的呼吸，还要纠正你的身体姿态和日常行为习惯。

如果腹直肌分离比较严重（腹直肌间距超过三指），在治疗时我们要注意改善腹直肌的肌束走向，这样才能使肌肉获得持久的稳定性。如果腹直肌分离极其严重（比如腹直肌间距达到一掌），我建议你短期使用皮带束腰（一旦腹直肌间距得到改善，就停止使用）。

产后腹直肌分离症并不能很快被治愈。它的治疗是一个长期工程，而且并不总能收到良好效果。原因在于，受伤的结缔组织需要漫长的时间来恢复，妈妈们还必须保持正确的身体姿态、养成良好的日常行为习惯。

腹直肌分离发生在哪个部位

在开始腹直肌恢复训练前，我们要知道自己的腹直肌是否真的发生了分离；如果是的话，到底在身体哪处发生了分离：是胸骨下端与肚脐之间，还是肚脐上方附近，抑或是肚脐周围或肚脐下方？请你先完成腹直肌分离自我测试（见第62～63页），检查一下白线的情况，估测一下腹直肌的间距，因为我们需要根据分离的部位和程度来制订相应的治疗方案和有针对性的训练计划。

哪些练习适用于产后腹直肌分离症患者

- 呼吸练习；
- 盆底肌、深层腹肌和深层背肌练习；
- 正确身体姿态的养成练习；
- 正确日常行为习惯的养成练习。

没有预先收紧腹肌的话，那些经典的仰卧起坐动作以及针对腹斜肌的练习都是绝对禁止的，因为它们会使腹压升高，使腹直肌分离更加严重，使盆底肌和盆腔器官都承受巨大的压力。

尽管如此，大家也无须把仰卧抬头这样的动作看成洪水猛兽。作为妈妈，我们需要时常从床上探头去查看小宝宝的动静。即使是能够独自入睡的大一点的宝宝，也常常需要我们在夜间伸头去看望。这个动作无法从我们的生活中排除，其实这也未必是件坏事。

因此，我的策略是：不排斥腹肌训练，但应努力找到改进方案，使你能够循序渐进、既省力又有效地完成练习。我们必须基于个人的具体情况来制订有针对性且全面的训练计划，而且训练须在专业物理治疗师的指导下进行。需要指出的是，仅仅依靠练习来治愈严重的腹直肌分离症是比较困难的。

如何预防产后腹直肌分离症

对女性朋友们来说，腹直肌分离症会给生活的方方面面造成困扰。除了美观上的烦恼，它还可能由于分离程度和位置的不同，带来诸如背痛[26]、颈后部紧张、尿失禁和器官脱垂[27]等问题。还有相当数量的女性因腹直肌分离症而导致性欲下降，影响伴侣关系。

预防措施：

- 孕期就开始身体护理，促进身体组织的养分供应；
- 避免过度负重，坚持呼吸训练和盆底肌训练，学习如何在孕期和分娩时合理使用核心肌群的力量；
- 选择对腹直肌有保护作用的分娩姿势，如侧卧式、跪式或站式。[28]

如果生产过程比较顺利，请直接开启产后恢复训练，从呼吸练习、盆底肌感受练习、血栓预防练习开始。在专业人士的指导下进行腹部按摩、多休息、小心地活动和及时的恢复训练，都可以降低产后腹直肌分离症的发生风险。

如果你说："噢，太糟糕了！这些事情我在产褥期和后来都没有做过！"其实也没什么关系，你随时可以开始腹直肌恢复训练，只不过这样会花费更长的时间而已。

患上产后腹直肌分离症并不意味着你永远只能局限于呼吸训练和盆底肌训练了。在完成了基础训练、身体状况已基本稳定之后，你可以试着将腹直肌恢复训练纳入日常活动和规律运动中来。但要绝对避免白线在承受负荷时隆起或下陷。白线的张力一旦恢复正常，训练计划就可以再推进一步了。

腹直肌分离手术

迄今为止，还没有一个放之四海而皆准的腹直肌分离症治疗方法，腹直肌分离症的治疗是因人而异的。当所有的保守治疗方法都收效甚微而不得不采用手术治疗时，或者从一开始你就倾向于手术治疗，那么你首先要知道，这是一个大型手术，术前的准备工作和术后的恢复过程都很艰巨，而且是非常必要的（即使外科医生没有告知你这些）。患上腹直肌分离症后，身体的代偿机制会逐渐发挥作用，以保证躯干的直立。渐渐地，你的身体受力状况就会发生改变。因此，我建议在手术前就进行身体锻炼和体态矫正，以消除可能存在的骨盆倾斜、肌肉无力等问题，这样能避免手术后身体重新回到旧有的动作模式。术前你就要习惯于对腹直肌具有保护作用的日常动作模式，这样术后身体才能自动延续这种模式。术后，你需要静养6周并接受良好的护理。一定要好好休息，避免干扰伤口的愈合。

6周静养意味着：不要抱孩子、不要做家务（至少头3周不要，3周后也不要考虑吸尘、清扫、大采购这类较重

不要轻视腹直肌分离

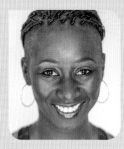

腹直肌分离不仅影响体形，还会造成机体功能失调。但即使是在妇产科医生和泌尿科医生那里，这个问题也尚未引起广泛的重视。如果你正在与这个烦恼斗争，并且遇到了他人的不理解，请不要气馁。另外，你要对网络上形形色色的承诺可以治愈腹直肌分离、还你平坦小腹和苗条腰肢的广告和教程持谨慎态度，最好能向亲身体验过的人了解情况。

腹直肌分离自我测试

　　只有充分了解自己是否患有腹直肌分离以及分离的程度和部位，才能决定如何开展科学的恢复训练，以免对身体造成伤害。请注意：本测试不能代替医学检查。

　　两侧腹直肌之间的距离是判断腹直肌分离状况的大体指标，更有参考价值的是白线的性状。白线的张力决定了核心肌群的功能状态。

测试步骤

1. 仰卧，双膝支起，双脚分开，间距与髋同宽，头放在枕头上。
2. 将 3 或 4 根手指并拢，沿着腹壁前正中线从胸骨下端开始扪触，直至扪及耻骨。
3. 记录以下数据：

　　a. 腹直肌分离的位置

　　如果两侧腹直肌之间有空隙存在，请记下所在位置，并在下面相关选项处打钩。

　　无腹直肌分离＝ 1 分　　　　□
　　其他所有情况＝ 0 分　　　　□

　　b. 腹直肌分离的程度

　　空隙最宽处有多宽？可以用手指进行大致测量，一横指约等于 1 厘米。这个初始数值将用来与完成恢复训练后再次进行该项测试后的测试结果进行比较。如果找不到两侧腹直肌的内侧缘，请稍稍抬头，这样就可以扪触到两侧腹直肌之间的空隙了。将并拢的指尖放入空隙中，然后将头放回枕头上，手指沿着空隙向耻骨方向移动，测量空隙的宽度。

　　空隙宽度：＿＿＿＿＿＿ 厘米

　　c. 白线的性状

　　松弛＝ 0 分　　　　　　　　□
　　柔软＝ 1 分　　　　　　　　□
　　硬实＝ 2 分　　　　　　　　□

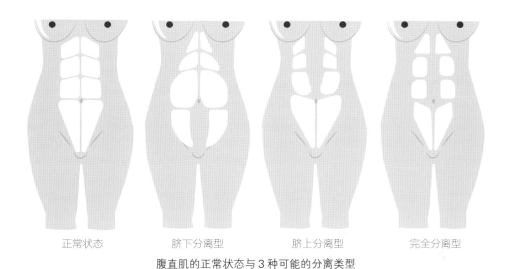

| 正常状态 | 脐下分离型 | 脐上分离型 | 完全分离型 |

腹直肌的正常状态与 3 种可能的分离类型

4. 尽力抬头，但肩膀不要离开床面或地面，然后记录以下数据：

    a. 空隙宽度：＿＿＿＿ 厘米

    b. 白线的性状

    松弛＝ 0 分　　　　　　□

    柔软＝ 1 分　　　　　　□

    硬实＝ 2 分　　　　　　□

5. 努力绷紧躯干，抬头，然后记录以下数据：

    a. 空隙宽度：＿＿＿＿ 厘米

    b. 白线的性状

    松弛＝ 0 分　　　　　　□

    柔软＝ 1 分　　　　　　□

    硬实＝ 2 分　　　　　　□

自我评估

    0 ～ 3 分：建议寻求物理治疗师的专业治疗。

    4 ～ 5 分：可以按照本书的教程自行训练。

    6 ～ 7 分：未患有产后腹直肌分离症，可启动复原期训练。

的活计）。

手术前，还要确定你的医疗保险是否能够支付以及能以多大比例支付手术费用。医生必须出具诊断书，因为这是一个大型侵入性手术，有的医生可能会拒绝进行，并且手术方式有很多种，具体采用哪种取决于主刀医生。当你得到手术建议时，有必要再寻求一下第二诊疗意见[1]。术前、术后都应辅以物理治疗，良好的手术支持保障系统是必需的。术后初期你会感到强烈的疼痛。一旦可能，你应该以卧位进行有意识的呼吸练习、轻度的盆底肌收缩练习和各种体态矫正练习。

耻骨联合分离

骨盆由多块骨头组成，其中一左一右两块耻骨在身体前正中线处被软骨形成的关节（耻骨联合）连结在一起。耻骨联合位于身体前侧，在阴阜处可以很容易地扪触到它。这个关节对于怀孕和分娩至关重要，因为在孕期，此处的软骨组织会被大量分泌的激素软化（全身各处的软骨组织都会被软化），从而给不断长大的胎儿提供更多的空间。因此，孕期耻骨联合软化是我们希望发生的。

耻骨联合分离的症状

耻骨联合分离、骶髂关节松动、腰椎负荷增大都会造成围产期（孕28周到产后1周）骨盆疼痛。其中，耻骨联合分离会使骨盆丧失稳定性，导致单腿站立时有强烈的痛感或者几乎无法单腿站立。怀孕时典型的"鸭步"步态也是耻骨联合松弛乃至分离的结果。耻骨联合分离还有一个典型症状——腰背部及下肢放射性疼痛。[29] 侧卧时，患者不得不在两腿之间垫一个枕头；翻身起床也成了痛苦的折磨。

耻骨联合分离的发生原因

激素在耻骨联合分离的发生过程中扮演着重要角色，它使身体组织变得柔软和松弛。身体不再结实后，承受的各种负荷都可能造成耻骨联合分离。这是骨盆处于过度负荷状态的反映。胎儿入盆后，骨盆承受的压力骤增。分娩时，骨盆更是处于巨大的压力之下，耻骨联合分离引发的疼痛是分娩疼痛的一部分。耻骨联合分离的另外一个可能的原因是，骨盆在过往怀孕生产时发生了你不知道的结构性损伤，或者骨盆在过往怀孕生产后没有充分恢复好，变得特别容易受伤。

因耻骨联合分离而导致的放射性疼痛常被误认为是背部问题造成的。妇产科医生和骨科医生在这个问题上比较有经验，通过扪触耻骨联合上缘，他们可

---

1 即病人在手术前，除了主管医生外，还应当征询第二位外科医生的意见，以确保手术治疗的必要性。

以确定有无耻骨联合分离以及分离的程度。一般来说，存在耻骨联合分离的患者在扪触时会有疼痛感。

耻骨联合分离的应对措施

发生耻骨联合分离后，必须小心行动，避免身体单侧负重，并且要多卧床休息。使用骨盆矫正带会有所帮助。需要注意的是，必须选择没有弹性、结实且易于调节的骨盆矫正带。如果没有骨盆矫正带，可以用婴儿背巾或棉布巾代替。当然，最好还是请骨科医生或物理治疗师为你推荐一款正规的医用骨盆矫正带。

如果耻骨联合被过度拉伸甚至被撕裂，请务必绝对卧床休息。在长达 3～6 个月的痊愈期内，你可以采用物理疗法、整骨疗法或者使用骨盆矫正带。无论采用哪种方法，你都可以自行做一些低强度的盆底肌练习、腹肌激活练习，以达到放松的目的。

其他类型的骨盆疼痛

其他类型的骨盆疼痛往往并不为人们所熟知，有的甚至常常被误诊为坐骨神经问题，因为坐骨神经也发源于骨盆附近，并且"坐骨神经痛"这个词很多人都知道。但是，如果是坐骨神经的问题，则常常伴有其他症状，它所引发的腰部疼痛与骨盆疼痛是不同的。当然，二者可能同时发生在你身上，但是前者往往在孕前发生。

首次骨盆疼痛往往发生在孕期[30]，且大多数情况下在产后 3 个月内能自行改善。如果 3 个月后疼痛没有消失，我建议你寻求专业治疗师的帮助，开展有针对性的物理治疗。骨盆疼痛是由怀孕期间体内激素水平改变引起的，韧带松弛导致身体不能对所承受的负荷进行完美分配，从而引发了疼痛。

请做好心理准备，骨盆疼痛的治疗是漫长的，你可能需要 6～12 个月甚至更长的时间才能摆脱这种疼痛。

骨盆疼痛的特点：

- 第一次疼痛通常发生在怀孕后；
- 疼痛可能发生在臀部周围、腹股沟或大腿处；
- 长时间活动、骨盆受累的时候，疼痛就会出现；
- 疼痛会突然出现，然后消失；
- 在床上翻身时会疼痛；
- 腰胯的灵活性会受到影响。

受过专业培训的物理治疗师可以解决上述问题，但物理治疗方案必须考虑患者对负荷的承受能力。仅仅参考本书进行练习不足以解决骨盆疼痛问题。

会阴裂伤

自然分娩时，很多原因都会引起会阴的损伤。就在几年前，会阴侧切还是自然分娩的惯行操作，但如今医生们一致认为，让会阴自然撕裂比预先侧切更有利于盆底功能的恢复。[31] 人们曾经期望分娩时在会阴上做一个切口能保护盆底，但如今我们知道，会阴的自然撕裂反而会降低会阴重度损伤的风险。不过在情况危急时，助产士还是会在下产钳之前进行会阴侧切。[32]

造成会阴裂伤的原因

以下情况可能造成会阴裂伤：

- 分娩时使用产钳；[33]
- 分娩时的姿势，例如仰卧式、坐式、蹲式；[34]
- 助产士在会阴部位的操作；
- 分娩时用力过度；[35]
- 会阴伸展性较差；
- 胎头过大以及分娩时胎儿的头肩姿势不正确。

会阴的裂伤程度

Ⅰ度：会阴有横向或纵向裂伤，黏膜和结缔组织仅轻微受损，无须缝合和进一步处理。

Ⅱ度：会阴深度撕裂，位于盆底前部三角形平面处的肌肉发生了损伤，需要进行缝合。

Ⅲ度：除盆底前部三角形平面处的肌肉外，损伤还累及肛门外括约肌，需要进行伤口处理和缝合。

Ⅳ度：会阴彻底撕裂，累及直肠，需要特殊的技术进行缝合。

会阴裂伤时从仰卧位起身的小技巧：

会阴裂伤患者想从仰卧位起身时，可先转成侧卧位。刚开始你可能会不习惯，可以试着先支起双膝并将其并拢，然后将你想要转向的那一侧的手臂伸直并举过头顶（见第 67 页图 1），在呼气的同时将身体转向那一侧（见第 67 页图 2）。将另一侧手臂支在身前，重新吸一口气，在呼气的同时支撑自己坐起来（见第 67 页图 3）。想要站起来时，请先将臀部挪到床沿。

如何应对会阴裂伤

会阴裂伤会给产褥期乃至之后的日子带来很多麻烦：除了伤口疼痛、性生活敏感性降低、性交痛外，患有Ⅲ度或Ⅳ度会阴裂伤的女性还要承受大便失禁的困扰。

会阴处血供丰富，所以伤口的愈合速度很快。你要做的就是，遵循伤口的愈合规律，照顾好自己的身体。有意识的呼吸能对盆底产生天然的按摩功效，促进伤口愈合。

在住院期间对会阴伤口进行物理治疗很有好处，可以避免日后的很多烦恼。然而，医生可能不会主动为你开具物理治疗处方。所以，如果感觉伤口缝合处不适，请及时与你的主管医生探讨，请他为你开具物理治疗处方。

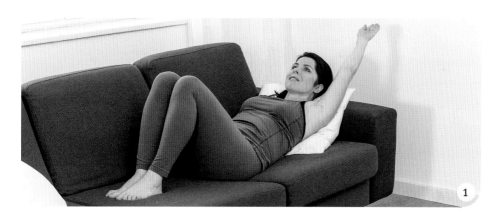

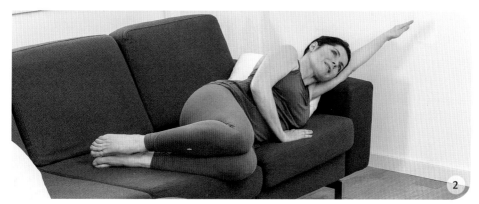

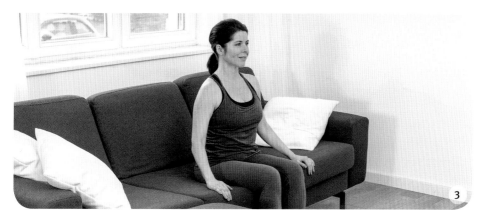

促进会阴伤口愈合的小贴士：

• 尽可能在家好好休养，在购物、下厨、接送孩子（如果家里还有较大的孩子）上下学等事务上寻求他人的帮助。

• 不要使用坐垫圈以及类似的用品。久坐会拉扯伤口，影响愈合。卧床休息、每天 3 次下床稍作活动是正确的做法。

• 注意饮食。产后初期，菜单里应包含汤类、炖煮蔬菜等，这有助于润肠通便。但这段时间要避免摄入高纤维、容易胀气的食物。

• 定时如厕，以排空膀胱，防止细菌滋生。

• 如厕时不要屏气用力，不要进行高强度的盆底肌训练，头几周内不要做深蹲动作。

• 不得不咳嗽或打喷嚏的时候，可以将上半身转向一侧，绷紧臀部，抬起该侧手臂，用肘部掩住口鼻再咳嗽或打喷嚏，这样可以避免盆底肌或腹肌承受太大的压力。

• 沐浴后要让伤口彻底干燥，以免发炎。如果可能，可以在臀部下面垫一个垫子然后仰卧在床上，让伤口暴露在空气中晾几分钟。怕冷的话，可以盖一个毯子。

• 大量饮水，但不要饮用碳酸饮料。多饮水会使奶量充沛、血液循环加快、消化功能得到改善。

• 恶露消失后，应拜访物理治疗师或医生，尽早学习如何活动伤口，避免粘连。

> **注意：**
>
> 产后几天，如果你发现会阴伤口愈合不良（体温过高，伤口处及其周围发红、肿胀、发热），请及时向医护人员咨询。

器官损伤

这类问题既包括阴唇、阴蒂和阴道穹隆的撕裂伤，也包括产钳或胎头吸引器造成的瘀肿、血肿，还包括筋膜撕裂、神经损伤以及相关的各种继发问题。

分娩造成的精神创伤

对每个女性来说，分娩都是一次刻骨铭心的经历，无论是从肉体上还是从精神上讲。然而即使时至今日，在女性生产之后，众人关注的目光还仍然几乎全部聚焦于孩子身上。大家知道吗，难产、紧急剖宫产、漫长的产程、四仰八叉毫无尊严地躺着、产钳或胎头吸引器或阴道拉钩的使用、胎头入盆后宫缩的痛苦、临时顺转剖……都会对母亲的生理和（或）心理造成巨大的伤害。从医学角度讲，分娩也许不算什么创伤，但是对女人来说，有无数理由可以证明它就是创伤。没有人有权力评价或质疑我们的感受！

如果你很不幸经历了痛苦的分娩过程，我希望你能积极向他人寻求帮助，将自己从痛苦的回忆中解脱出来。

产后情绪低落和产后抑郁

产褥早期（产后头 10 天），分娩造成的伤口在渐渐愈合，乳房开始分泌乳汁，哺乳和密切的身体接触令妈妈和宝宝建立了紧密的情感联系。但剧烈变化的激素水平使一些妈妈出现了强烈的情绪波动，这就是产后情绪低落。大约有 70% 的产妇会出现这种情况，产后情绪低落通常出现在产后第 3 ~ 6 天，主要表现为悲伤或烦躁。

如果你感觉内心特别受伤，动不动就想流泪，这是完全正常的，我希望你能从爱你的人那里获得照顾和支持，你可以尽情地向他们展示你的脆弱，寻求他们的帮助。但如果这种低落的情绪持续超过 2 周，我建议你去医生那里进行诊断，看看是否患上了产后抑郁症。

有抑郁症既往史或家族史的新手妈妈以及难以从伴侣或家庭那里获得支持的新手妈妈容易患上产后抑郁症。[36] 产后一年内都可能发生产后抑郁症，并非只发生在产褥期内。

如果你想自我评估一下是否患上了产后抑郁症，可以使用《爱丁堡产后抑郁量表》（见附录）进行测试。如果检测结果在 10 分及以上，那么你就有可能患上了产后抑郁症，请及时向专业人士求助。

关于剖宫产

剖宫产对一部分女性来说是自己主动选择的生育方式，但对另一部分女性来说则是生产过程中的意外转折。而那些计划外的剖宫产常常成为产妇的创伤性经历。

在我与妈妈们打交道的过程中，我一再感受到那些剖宫产妈妈的负罪感和亏欠感，因为她们觉得怀孕不该以剖宫产作为句号。分娩那天本该是一生中最美好的一天，但对她们来说却并非如此。在这里，我要对这些妈妈说：没关系的，你仍然是一个非常棒的妈妈，你的宝宝已经得到了他（她）所能得到的最好的一切。如果你需要从剖宫产的不良感受中解脱出来，请不要羞于寻求帮助。

为什么那么多人选择剖宫产？ 因为有一个风险被高估了，那就是剖宫产的伤疤可能无法抵御再次分娩时宫缩的压力，会导致子宫破裂。于是在产科学中，医生会把剖宫产史作为选择分娩方式的重要参考因素。可事实上，这个概率与初次生产时是差不多的。如果你希望在前一次剖宫产后尝试自然分娩，请与医生商谈，他也许会支持你的想法，并为你答疑解惑。

剖宫产可以防止尿失禁吗？ 盆底在生产前就已处于极大的负荷之下。孕期激素水平的改变会使身体组织变得柔软。由于盆底的肌肉之间、筋膜之间原本就存在裂隙，组织变软、裂隙变大会导致膀胱、子宫和肠管移位。所以，这个问题的答案是"不可以"。但是相对而言，剖宫产的确是一种对盆底功能伤害较小的分娩方式。

剖宫产后的身体恢复 导尿管一拔除，产妇就可以下床活动了，这可以预防静脉血栓形成；还可进行呼吸训练，帮助伤口愈合；哺乳会促进子宫复旧。

腹部垫高的俯卧姿势非常有益于子宫复旧，但是这个姿势可能引发强烈的疼痛。你可以从术后第 5 天开始尝试这个动作。还有一个替代方案是半俯卧式：在餐桌或书桌上放一个大枕头，你站在桌前，将上半身伏在枕头上。

从术后第 5 天开始，你可以试着活动腹部的伤口：可以将双腿轻轻地从一侧挪到另一侧，可以轻柔地屈伸双腿，也可以轻柔地开合双臂。[37] 这些动作都能对伤口组织进行温和地牵拉，促进其

剖宫产伤口护理

伤口愈合后，你可以涂抹一些瘢痕修复软膏，尤其是那些用天然材料制成的药膏。规律地按摩瘢痕有助于你更好地接纳这段经历（具体按摩方法见下图）。产后 12 天后，你可以使用瘢痕贴，它能轻柔地活动瘢痕，并能促进淋巴循环。但请先在手臂上试验，看你对瘢痕贴是否过敏。[38] 淋巴引流术也可以促进伤口愈合。

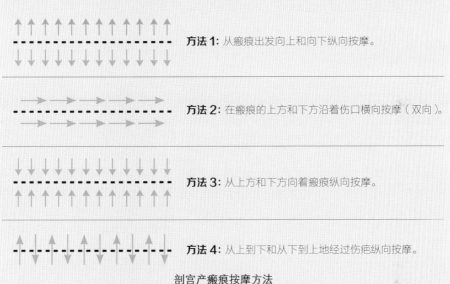

方法 1: 从瘢痕出发向上和向下纵向按摩。

方法 2: 在瘢痕的上方和下方沿着伤口横向按摩（双向）。

方法 3: 从上方和下方向着瘢痕纵向按摩。

方法 4: 从上到下和从下到上地经过伤疤纵向按摩。

剖宫产瘢痕按摩方法

愈合。

身体休养的需求与现实生活的矛盾 一方面，在剖宫产手术后的头几周内，你的身体不应该承受高于宝宝体重的负荷；但另一方面，你可能不得不应对生活中的种种事宜。如果你已经有了一个 2 岁或者更小的孩子，那么一天之中不抱他（她）是不现实的。如果可能，你可以背着他（她），或者蹲下身，让孩子爬到你的膝上，然后拥抱他（她）。你可以将盆底肌训练融入日常活动中，渐渐地，你就能承受日常生活的负重了。

剖宫产伤口对身体的其他影响 剖宫产伤口如果愈合不良，会对身体的受力情况产生负面影响。在剖宫产手术中被切开又被缝合的子宫，由韧带和盆底肌维系在它应处的位置上。子宫的位置或肌肉、韧带的张力即使发生很小的变化，也会对身体其他器官产生错误的牵拉（比如对骶骨的错误牵拉迟早会导致背部疼痛）。剖宫产伤口如果愈合不良，还可能引起腹股沟或腿部疼痛。

让我们聊聊关于性的那些事儿

为什么我会在一本讨论产后恢复的书里聊到有关"性"的话题？答案很简单：每一次性高潮都是对盆底肌的一次锻炼，有节律的收缩可以提高盆底肌的反应能力。

读到此处，某些人一定边摇头边想："这大姐在胡说什么呢，我再也不想有性生活了！"我能理解你们的心情，因为我曾经也是这样，生完孩子后觉得性生活完全是多余的。与宝宝长时间亲密接触令我体内的催产素水平始终保持高涨，可惜我的伴侣并没有因此获益。有些姐妹在产后很短时间内就恢复了"性趣"，也有些姐妹产后一年没有性生活也觉得没什么。重要的是，要与你的伴侣保持交流，互相明白彼此的需求。

重新认识你的身体 一个女人如果经历了难产和（或）受到了分娩损伤，很可能会对性生活产生恐惧心理。盆底肌康复训练能帮你学会感受盆底肌，促进盆底血流畅通，也能帮助损伤处愈合。

独自探索一下外阴和阴道也很有好处：触摸分娩造成的伤口；感受阴唇、阴蒂和阴道入口；将一根手指伸入阴道，体会阴道壁如何包裹着手指，感受手指移动时遇到的阻力，可能还会感到阴道内某些区域比另外一些区域的包裹能力更强。

将手指抽出来挪至会阴处，轻触这个部位。体会一下，上提会阴时有什么感觉——会阴会变得很紧绷还是只会轻微地移动？再用手指轻叩肛门，又会发生什么呢——它会反射性地缩紧还是完全没有反应？探索和感受盆底，对于产后恢复非常有益。性器官属于身体的一部分，产后当然需要你给予足够的关注，这样才能获得良好的恢复。

如果你的会阴、阴唇、阴道口或阴道内部在生产时受了伤，经历了缝合，那么你一定要多多了解这些伤疤。抚触和按摩有助于瘢痕组织消除痉挛、增强敏感性。

阴道排气（阴吹） 前一段时间，我和闺蜜们吃饭聊天，聊到了性，聊到了性生活时阴吹这个现象，结果全体爆笑。这是一个属于已育女性的私密话题，乍听起来很搞笑，但是对在座的一个闺蜜来说却是实实在在的困扰。她的两个孩子已经分别 10 岁和 8 岁了，迄今为止，仍无人为她解答为什么她身上会发生这个奇怪的现象。

阴吹，即阴道排气，是因为有空气聚集在阴道壁褶皱形成的空腔中，运动时或性生活时这些空气被挤出体外造成的。所以，阴吹排出来的气并不像屁一样属于身体的废气，它的成分是空气。造成阴吹的原因，可能是产后阴道肌肉无力和（或）阴道脱垂。盆底肌康复训练有助于解决这个问题。

性交痛 孕产后性交痛现象十分常见，正常自然分娩后、发生了较为严重的会阴裂伤或器官损伤的自然分娩后以及剖宫产后都可能出现这种情况。它主要表现为性交时的疼痛感、灼烧感和撕扯感。因会阴严重损伤而形成的瘢痕组织对阴茎的插入十分敏感，疼痛感由此而生。疼痛可能发生在阴茎插入时，也可能发生在阴茎在阴道内抽动时。盆底治疗师可以帮你解决这个困扰。一般来说，性交痛会在产褥期过后逐渐减轻。

如果生产过程很不顺利，可能还会导致器官损伤和（或）尿道口、阴道口粘连。长期性交痛很可能意味着你存在妇科方面的疾病，如阴道炎或输卵管炎，这就必须交由妇科医生来诊治了。

如果正在哺乳，你体内的雌激素水平会和绝经期女性一样低，这会导致阴道干燥，产生性交痛。如果你在伴侣插入时感到不适，可以考虑使用润滑剂。一定要选择不含羟基苯甲酸酯和甘油的润滑剂。普通的椰子油也很好用。尝试采取不同的体位，找到令自己感觉最舒服的性交方式。

盆底肌痉挛总是伴随着亟待解决的心理问题。请求助于妇科医生或心理医生。也要对你的伴侣开诚布公，跟他分享你的想法和感受。那种"泡个热水澡或者喝杯红酒就好了！""放松点嘛！""别这样！"的话语是女人绝对不能接受的。"性福"不该和疼痛相伴！

阴道松弛 你可能听说过，女人们总是担心自然分娩后阴道会变得松弛。导致阴道松弛的原因是阴道周围的盆底肌无力，以至于性生活时，阴茎与阴道之间无法产生摩擦。无论是对女人来说还是对男人来说，伴有盆底肌无力的性生活总是难以令人满意的，并且会产生严重的心理负担。如果遇到这种情况，请一定要求助于专业的盆底治疗师。盆底肌康复训练是治疗阴道松弛的重要手段之一。

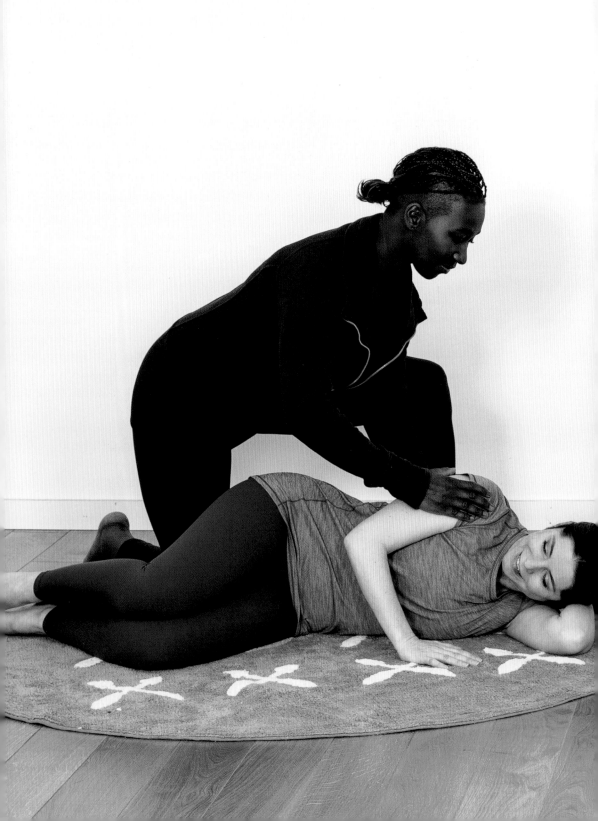

产褥期训练

倾听发自你身体的声音，不要低估这些看似简单的练习动作的效果。在产褥期里，我们关注的是宝宝的健康成长和妈妈的身体恢复，而不是妈妈的运动成绩。

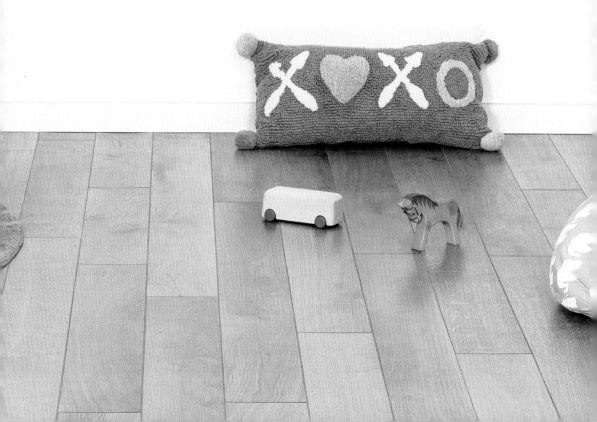

如何进行产褥期训练

学到这里，相信你已经对自己的身体有了充分的了解。现在，你需要的是找到最适合你当前身体状况和运动能力的训练方案。

如果你已经读完了本书前面的内容，那么现在你已经从理论上了解了骨盆环的结构、盆底的位置和功能，你也知道了由盆底肌、腹肌、背肌和膈肌所组成的核心肌群在产后恢复中所扮演的关键性角色——它们对于身体稳定性的重建是如此重要。当然，最重要的一点是：只有对整个身体进行协同训练，我们的产后恢复才能真正卓有成效。

在开启产褥期训练之前，为了准确掌握自己的身体状况，请你先进行盆底肌自我测试（见第 82 ~ 83 页）和腹直肌分离自我测试（见第 62 ~ 63 页）。这个步骤非常重要，你会因此知晓自己到底需要什么类型的练习，你也可以了解自己的身体状况是在好转还是在变糟，是否需要接受医学治疗。

训练的编排方式

每个级别的训练我们称为一个模块，一个模块一般由 5 ~ 6 个具体的练习组成，每个练习都有各自的重复次数，一次训练要将整个模块重复 2 ~ 3 遍，每次训练的总时长在 10 ~ 15 分钟。每次训练结束后，请在进度表里为自己画上一个心形标记。

每一模块至少要经过 10 次训练才能进入下一模块。

完成当前模块的训练后，你必须使用《焦点量表》来检测一下自己是否可以进入下一模块的训练。执行当前模块中对你而言最困难的一个练习（按照练习中明确给定的重复次数），然后评估你的得分。

如果你尚有多余的时间和精力，还可以额外进行感受训练、灵活性训练以及盆底肌训练（注意：后者必须根据盆底肌自我测试的结果决定是否可以进行）。

记得要在日常生活中时刻保持身体核心部位的收紧状态，目标是将其固化为身体的自觉习惯。

如果没有整块的时间来锻炼，请为自己找出合适的练习项目，然后试着将其融入日常活动，比如结账时、开车时、排队时等。将一次训练分散成一天多次的小练习单元，比一周进行一次大规模训练效果要好得多。

如果你连这种方式的锻炼也无法实现，那就请坚持进行若干次有意识的呼吸，令气流深达肺的后下部，全神贯注地感受呼吸过程与体内器官运动之间的联系。

训练强度过大的信号：

• 盆底有坠胀感（将动作幅度变小。如果采用的是仰卧位，可将一个枕头垫在骨盆下）；

• 发生急性疼痛（此时请结束训练，并向医生咨询）；

• 大小便失禁（如果发生这类情况，请返回上一训练模块）。

训练的内容

产褥期训练主要包括感受训练、力量和耐力训练、反应性训练、灵活性训练、腹肌训练和全身性训练。

感受训练

产后及早开始感受训练是非常重要的。进行这类练习时，你只需使出最大力量的0%～30%。最开始的时候，你可能什么也感受不到，但不久之后，你就会发现自己的进步。

一次训练中，感受练习的总重复次数为30～40次，这样就能改善肌肉的血液供应，增进身体的协调性。此类练习针对的是那些能够长时间工作但反应速度较慢的肌肉。

力量和耐力训练

只有在接受过感受训练后，当你能有意识地以不同的强度收缩和放松各个层面的盆底肌时，进行盆底肌的力量和耐力训练才有意义。70%～95%的盆底肌肌纤维是收缩速度缓慢但能够持久工作的慢肌纤维。

力量训练　使用你最大力量的60%～80%来收缩盆底肌，坚持1～10秒。尽可能在有控制的情况下重复8～10次。如此进行3轮，每两轮之间休息1～2分钟，总重复次数为24～30次。请注意：练习要保持一定的强度。如果在练习十几次之后感觉盆底肌无法再收缩了，请休息一下，晚些时候再练，但当天一定要完成训练量。

耐力训练　使用你最大力量的40%～60%来收缩盆底肌。尽可能在有控制的情况下重复15～25次。如此进行3轮，每两轮之间休息半分钟到1分钟，总重复次数不少于45次。

反应性训练

身体在应对腹压升高的状况（如咳嗽、打喷嚏、跳跃、提或抬重物等）时需要用到能够快速收缩、可对增高的腹压立即进行应对的肌纤维，即快肌纤维。

在反应性训练中，你需要尽可能地收缩肌肉，需要使用到爆破音练习（第 96 页的俯卧爆破音练习和肘膝跪爆破音练习）。要使用你最大力量的 60% ~ 80% 来收缩盆底肌，如此重复 3 ~ 5 次，然后休息大约 1 分钟。这样，3 轮下来共重复 9 ~ 15 次。

灵活性训练

此类训练可以帮助你改善因孕期身体变化而造成的身体活动受限。灵活性好，既指全身各处关节能够全范围地活动，又指那些与关节相连的肌肉处于柔软而有弹性的状态。只有具备很好的灵活性，你的身体才能告别疼痛，感觉舒适。关节活动范围受限会使该处神经、肌肉的协同作用发生改变，这迟早会导致关节负荷过重和损伤。

腹肌训练

细心的你可能会发现，本书中并没有仰卧起坐、"V"字挺身这类动作。这是因为要想有效地锻炼腹肌，必须进行全身性训练。在全身性训练中，腹肌将发挥它的桥梁作用。

全身性训练

你头脑中打算做哪个动作，相应部位的肌肉就会预先紧张起来。肩膀的姿态会影响脊柱的姿势和腹肌的张弛。骨盆是力量传递的枢纽，引发身体运动的同时又能维持身体的稳定。双脚是身体的基石，影响着你的整个体态。所以说，全身各处皆有联系。

要想获得最好的产后恢复效果，有一点非常重要，就是要把身体作为一个整体来对待。针对单块肌肉的训练并不适合日常生活需要，也不能促进产后身体恢复。因此，我们要将身体视作一个整体来进行训练。

训练的频率

训练最好每天 1 次，或者每周至少 4 次，且两个训练单元间需间隔 24 小时，以免运动过度、肌肉痉挛。要想获得长

说明：

即使不是在孕产后，锻炼盆底肌也不是一件易事，因为这些纤薄细小的肌肉藏匿在身体的深处。实践证明，用图片和想象来辅助练习是很有帮助的。还有一点必须注意：千万不要在进行盆底肌练习时绷紧臀肌和大腿肌，因为这些宽大而有力的浅表肌肉收缩时会妨碍盆底肌的运动。

期效果，我建议整个产后恢复训练（产褥期训练＋复原期训练）至少持续 5 个月。非常重要的一点，那就是在整个产后恢复训练结束后，要将这些练习融入你的日常生活和运动之中。

当你偷偷地收缩盆底肌时，没人能从表面看出来。即使是更大幅度的收缩，也只有受过专业训练的眼睛才能觉察。一般来说，不可能有陌生人靠得这么近，并且一直盯着你的步伐和你的小腹。所以，将盆底肌练习融入日常生活，无论是在公共场合还是在家中，都是一件很容易的事情。

何时进入下一模块

要想知道你是否有资格进入下一模块的训练，请在完成当前模块的 10 次训练后使用《焦点量表》进行测试。这个超赞的方法是由妈妈核心（MamasMitte）的创始人卡塔琳娜·沃克斯内鲁德（Katarina Woxnerud）提出的。量表测试的结果可以告诉你当前训练的难度对你来说是太低、太高还是正好合适。感觉练习完全没有挑战性，那就是量表测试结果 0 ~ 2 级的情况。如果测试结果为 3 ~ 4 级，表明你可以进入下一模块的训练了。如果测试结果为 5 ~ 8 级，说明你正处于合适的训练范围，这些练习对你来说既有挑战性，又不至于难以承受。如果测试结果为 9 ~ 10 级，说明你存在运动过度和（或）身体疼痛

的情况，必须回调到上一模块。

1 2 3 4 5 6 7 8 9 10

训练与现实的矛盾

我在这里滔滔不绝地讲述产褥期训练、盆底肌训练、正确的呼吸方法等名词和概念，听起来就好像所有新手妈妈都能轻而易举地把这些变成自己日常生活的一部分一样。绝对不是这样的！我知道，如果你是第一次当妈妈，很可能完全不知道该如何去做。有的妈妈喜欢到下午 2 点钟才把睡衣换成外出服，也有的妈妈在产后第一时间就把自己打理得清清爽爽。每个人都不一样，但是这些都是可以的，无须评判，没有高低、好坏之分。

运动能力也是因人而异的。有的妈妈进产房前还跑了个半程马拉松，也有的妈妈在预产期前 1 个月就几乎寸步难行了。所以我想说的是，我那些对于训练频率和训练时长的建议，并不需要你原样照搬到现实生活中。我深深明白这一点，希望你也知晓。

如果宝宝的生活昼夜颠倒，令你夜里无法睡个好觉，好不容易白天有一点儿空闲时间，此时是选择运动，还是在松软诱人的大床上补觉，我想我们都知道答案会是哪个。

但是即使选择了补觉，我们也可以为身体的恢复做点儿什么。你可以躺在

柔软的大床上，将一个枕头放在臀部下面，然后有意识地呼吸，让气流深入肺的后下部。你可以想象：吸气时，胸廓尽情地扩张，盆底向腹腔方向轻轻地抬起，它正在从孕产造成的过度负荷状态中慢慢恢复；呼气时，肋骨相互聚拢，体内的废气被从肺中排出，盆底重新松弛下来。你一边躺着，一边自然地引导呼吸，慢慢地合上眼帘，进入梦乡……嘿，这样做是不是很赞！反正我们必须要呼吸、必须要睡觉，不如将二者结合起来，给身体带来更多的正面效应：促进身体恢复，也对盆底进行良好的锻炼。

通过本书，你可以获得很多建立在科学认知基础上并且被多年实践所证明了的好建议。但是你应当、也必须量力而行，不要给自己太大的压力。对你来说，可能一天只做一个练习更好，也可能一口气练上 20 分钟也不在话下。

训练原则

本书为产褥早期（产后 1 ~ 10 天）女性提供了血栓预防练习和肺炎预防练习，还有呼吸练习和多个盆底肌感受练习。德国有句老话说得好："头两周家里躺，又两周门口晃，然后两周左邻右舍逛一逛。"没人要求你在产后头一个月里就穿着维密[1]去走秀，要让身体的恢复慢

---

1 美国著名女性内衣品牌"维多利亚的秘密"的简称。

慢进行。就算你真的必须在产后头一个月里面对公众，也急不得。由于产褥期和复原期没有耐心休养而造成的尿失禁或盆腔器官脱垂，会给你日后的生活带来巨大的烦恼。

即使你在孕前是个非常热爱运动的人，也请按捺住自己的渴望，暂时不要从事那些节奏过快的运动项目。宝宝给你眼下的生活节奏定下了基调，你最好接受这个节奏。你可以坚持运动，但不要把自己逼得太狠。有研究表明，热爱运动的女性比疏于运动的女性产后恢复所需的时间要短。事实也是如此，热爱运动的女性在产后很快就可以从事很多活动了，她们的身体能够更早地承受高负荷。请关注身体状况的变化。

产褥早期的主要训练内容是感受盆底肌。所以，要采取较低的训练强度，只使用你最大力量的 25% ~ 30% 即可。重复次数要大于 30 次，你可以将它们分成 3 个 10 次来进行，就像下面这样安排：

- 动作重复 10 次；
- 休息 1 ~ 2 分钟；
- 动作重复 10 次；
- 休息 1 ~ 2 分钟；
- 动作重复 10 次；
- 休息 1 ~ 2 分钟。

正确的起始姿势

站 双脚分开，间距与髋同宽，足

弓弓起。膝关节中心点指向同侧第 2 脚趾。骶骨垂直于地面。肩膀位于胸廓正上方。挺胸抬头，目视前方。（见下图）

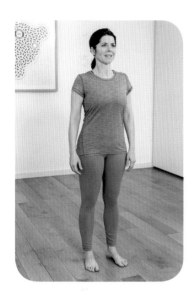

坐　上半身的重量垂直落在两个坐骨结节上，肩膀位于骨盆正上方，头部位于肩膀正上方，膝关节的高度略低于髋关节，双脚着地。

仰卧　脚后跟着地，双脚间距与髋同宽，膝盖朝向天花板，骨盆保持水平，腰椎处于天然的曲度，胸廓平放，颈部舒展但不要碰到地面，双臂置于体侧，下颌、臀部和大腿均保持放松状态。

侧卧　上侧肩膀处于下侧肩膀的正上方，上侧髋骨处于下侧髋骨的正上方，腰部保持舒展状态。

肘膝跪　膝关节位于髋关节的正下方，脊柱保持天然的曲度，肘关节位于肩关节的正下方，双手握拳或平放在运动垫上，颈部保持舒展状态。

四足支撑　膝关节位于髋关节的正下方，脊柱保持天然的曲度，双手撑地并位于同侧肩关节的正下方，手掌弓起，肘关节朝向大腿，视线投向运动垫的前缘。

半膝跪　后腿的膝关节位于同侧髋关节的正下方，后脚支起，脚趾蹬地，骶骨向下延伸，耻骨向前微微抬起，前脚的脚后跟位于同侧膝关节的正下方，肩膀位于骨盆的正上方。

盆底肌自我测试

下面的测试可以帮助你准确地评估自己的盆底肌健康情况。但本测试不能代替医学检查。

在产褥早期进行测试，请穿一条薄薄的裤子，然后端坐在一张硬面椅子上。双脚分开，间距与髋同宽，且膝关节的高度要稍低于髋关节。一手从前面包覆住会阴，另一手从后面包覆住臀部的中间。将注意力集中在盆底部位，收缩盆底肌。有意识地感受盆底肌的运动：如何向腹腔内抬起，如何向椅面方向下降。请注意：臀肌和腹肌不要跟着运动。

在产褥期训练结束后，你可以用下面的方法对盆底肌进行更精确的自检。采取站立位或仰卧位，一条腿抬起，然后将 1～2 根手指插入阴道，另一只手放在臀肌上。注意保持臀肌的放松。

测试项目

压力测试　采取站立位，并确保膀胱充盈。建议在浴室中进行此项测试。

1. 主动咳嗽，观察是否有漏尿现象。（是 / 否）

2. 双腿分开，双脚间距与髋同宽，原地跳跃（如果无法跳跃，可快速地蹬脚），观察是否有漏尿现象。（是 / 否）

力量测试　尽力收缩盆底肌并记录手指的被包裹感和手心对会阴运动的感受。

力量测试

肌力等级	描述
0	手指感觉不到肌肉的收缩。
1	肌肉有微弱的收缩，手指感到微弱的被包裹感。
2	肌肉有较弱的收缩，手指感到较弱的被包裹感。
3	肌肉力量中等，手指感到中度的被包裹感，可察觉到会阴的运动。
4	肌肉力量较强，能对抗阻力收缩。手指感到较强的被包裹感，能感受到会阴有较为明显的运动。
5	肌肉力量非常强，能对抗阻力明显收缩。手指感到强烈的吸力。

耐力测试　本测试需要准备一个秒表。测试的最长持续时间（肌肉收缩程度不变的情况下）是 10 秒。请使用最大力量的 40%～60% 收缩盆底肌，并记录盆底肌保持收缩的最长时间。

注意事项：手指的被包裹感必须是始终如一的。如果发生抽搐或松弛，则意味着测试终止。

耐力测试（单位：秒）

1	2	3	4	5	6	7	8	9	10

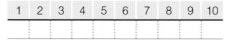

重复次数测试 用耐力测试中你可以坚持的时间来测试你能够重复的次数。例如，如果你能在保持盆底肌收缩程度不变的情况下坚持 5 秒，那么就测试你可以将时长为 5 秒的收缩重复多少次（使用最大力量的 40% ～ 60%）。

注意事项：手指的被包裹感必须是始终如一的。如果发生抽搐或松弛，则意味着测试终止。每次收缩后休息 4 秒。最多重复 10 次。测试后休息 1 分钟，进行有意识的呼吸，想象气流深达盆腔。

重复次数测试（单位：次）

1	2	3	4	5	6	7	8	9	10

快速力量测试 测试你能够连续、快速、最大限度地收缩盆底肌多少次。最多重复 10 次。

快速力量测试（单位：次）

1	2	3	4	5	6	7	8	9	10

测试结果评估

压力测试 如果压力测试中任何一个问题的答案为"是"，都说明你的盆底肌出现了问题，请立刻拜访医生，寻求物理治疗。

此建议不适用于产后头 6 周的情况，但在产后头 6 周要注意观察盆底肌的情况是否在逐渐改善。如果没有，建议最迟在产后 8 周时寻求盆底治疗师的帮助。

力量测试

0 ～ 1 级：未来 1 ～ 2 周内只能进行模块 1 的训练（见第 110 页）。

2 ～ 3 级：每天将 2 个感受练习附加到训练模块中。

4 ～ 5 级：每天将 1 个感受练习附加到训练模块中。

耐力测试

1 ～ 3 秒：每天将 3 个耐力练习附加到训练模块中。

4 ～ 7 秒：每天将 1 个耐力练习附加到训练模块中。

8 ～ 10 秒：可以进入复原期训练模块（见第 136 ～ 139 页）。

重复次数测试

1 ～ 3 次：每天将 3 个耐力练习附加到训练模块中。

4 ～ 7 次：每天将 2 个耐力练习附加到训练模块中。

8 ～ 10 次：无须附加练习。

快速力量测试

1 ～ 3 次：每天将 2 个力量练习附加到训练模块中。

4 ～ 7 次：每天将 1 ～ 2 个力量练习附加到训练模块中。

8 ～ 10 次：可以进入复原期训练模块（见第 136 ～ 139 页）。

请于 8 ～ 12 周后再次进行盆底肌自我测试。

具体训练项目

在照顾宝宝的同时，别忘了花一些时间来关注自己、与身体对话。让我们以温和的方式开启产褥期训练，踏上身体修复之旅。

在本章和下一章，我将详细介绍产后恢复训练的所有练习项目。在本章结尾（第110～111页），我会给出训练模块1～3的组合方案；在下一章结尾（第136～139页），我会给出训练模块4～10的组合方案。请注意：开展每一项练习的前提，都是已经与医生讨论过你的身体状况。

正常自然分娩后　锻炼前要排净大小便，并进行盆底肌自我测试（见第82～83页）和腹直肌分离自我测试（见第62～63页）。如果你患有严重的腹直肌分离症（腹直肌间距超过3指且白线松弛），所有包含平板支撑动作的练习都不可以进行，只能停留在模块1和模块2（见第110页）进行训练，直到白线重新变得紧致。训练8周后，请再次进行检测。如果你感觉肌肉紧张，随时

可以进行灵活性训练（除了那些包含平板支撑和手足支撑动作的练习外）。

注意事项：

●衣着要宽松。所有腰身过紧的衣物都会阻碍呼吸，还会给伤口愈合带来负面影响。

●锻炼前，给宝宝喂饱奶，包裹好他（她）。

●如果可能，请在一天中进行多次小型的盆底肌训练。

●保持心情愉快。

剖宫产后　产后21天内，只能进行模块1和模块2的练习项目（见第110页）。21天后，如果身体能够承受，可采取腹下垫高的半俯卧位进行盆底肌反应性训练。如果出现疼痛或其他不适，训练必须终止。

✧ 血栓预防练习

起始姿势：仰卧，双膝支起，双手握住一侧大腿近腘窝处，将膝盖拉向胸部。

正式练习：

• 流畅地吸气，然后呼气。

• 让被握住的那条腿先屈起（见本页图1），然后再伸展（见本页图2）。重复10～15次。

• 回到起始姿势，先顺时针再逆时针转动踝关节，各转10～15次。

• 换腿完成同样的动作。

变式

采取站姿，一侧腿向前跨一步，然后下蹲，来到小弓步姿势。后脚的脚后跟抬起再放下，重复12～15次。

✧ 肋骨灵活性练习

起始姿势：侧卧（如果需要，可在两腿之间垫一个枕头），后背舒展、挺直。双腿上下相叠，膝关节和踝关节均呈90度角，骨盆垂直于床面，髋关节前屈。将上侧手放在同侧胸廓的侧面。

正式练习：

• 深吸气。呼气的同时用上侧手将肋骨向身体前正中线方向推移（见本页图3）。保持这个姿势，然后对抗着手的阻力重新吸气。

• 再次呼气，同时对肋骨施以轻柔的推力。

• 重复上述过程5次，然后换边完成同样的动作。

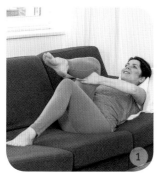
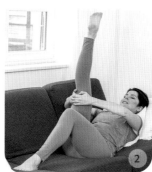
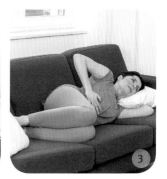

灵活性练习

✧ 下背部灵活性练习

起始姿势：侧卧（如果需要，可在两腿之间垫一个枕头），上半身舒展、挺直，双腿上下相叠，上侧膝关节的高度略低于髋关节，上侧手臂支在胸前（见本页图 1）。

正式练习：

• 上侧髋骨向前移动，上侧膝关节随之稍向前移（见本页图 2）。

• 上侧髋骨回到起始位置。

• 保持呼吸流畅的同时，重复上述过程 5 ~ 10 次，然后换边进行练习。

说明：也可将起始姿势中的上侧手放在上侧坐骨结节处。这样，你会感觉到：当上侧髋骨向前移动时，两坐骨结节会相互远离；当上侧髋骨向后移动时，两坐骨结节又相互靠近。

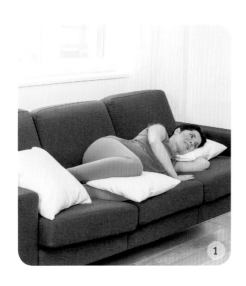

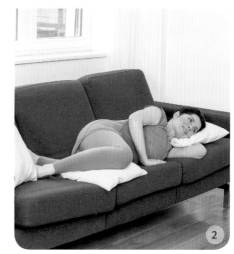

灵活性练习

✧ 侧卧转身练习

起始姿势：侧卧，上侧手臂放松地置于身前，下侧手臂伸展开来，头枕在其上。下侧膝关节弯曲成 90 度角。将骨盆向后倾，上侧腿向后笔直地伸出，脚尖勾起，脚掌后压，想象自己在用脚掌踩油门。将骨盆摆回中立位的同时，脚尖勾起，脚后跟向反方向蹬（见本页图 1）。

正式练习：

● 深吸气，令胸廓充分扩张。

● 呼气的同时将胸骨转向地面少许，上侧肩膀随之向前移动（见本页图 2）。吸气后再次呼气时，再转动少许。

● 重复上述过程 5 ~ 10 次，然后换一侧进行练习。

注意事项：正式练习过程中，骨盆要保持不动，下颌要放松，呼吸要均匀、流畅。

说明：本练习的最佳状态是能将双肩最终转至与地面平行。这可能需要练习几个月，也可能永远达不到。

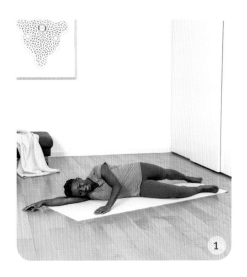

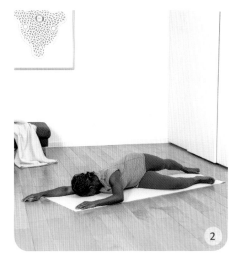

灵活性练习

✧ 臀部画圈练习

起始姿势：端坐在硬面凳子上，双脚着地，间距略宽于髋部，双手放在大腿上，目视前方。

正式练习：

● 将身体重心先向右、再向后、再向左、最后向前移动。

● 按上述顺序转5圈（见本页图1），然后反向转5圈（见本页图2）。

● 尽量保持上半身姿势的稳定，用坐骨结节在椅面上画一个横着的"8"字，即"∞"。

注意事项：两个坐骨结节不能离开凳子面。呼吸要流畅，腹肌要保持放松。想象坐骨结节就是你的双脚，你用它们在厚厚的淤泥中"跋涉"，这样盆底就能得到充分的按摩。

灵活性练习

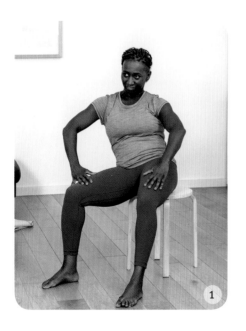

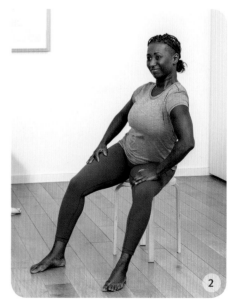

✧手臂"U"字练习

起始姿势：背墙而立，身体离墙约一脚远，然后依次将臀部、胸廓后下部、胸椎和后脑贴到墙上。然后向前挪动双脚，使身体变成坐姿。双臂上举成"U"字形，肩膀、上臂、前臂和手背均贴在墙上（见本页图1）。

正式练习：

• 深吸气，使胸廓充分扩张。

• 呼气的同时将手臂沿着墙面慢慢向上移动，直至举过头顶（见本页图2）。

• 手臂回到起始姿势。

• 上述过程重复5～10次。

注意事项：臀部、胸廓后下部和后脑要一直贴在墙上。练习初期，如果觉得双腿过于紧张，可将臀部的位置稍向上移。

变式

仰卧，双膝支起，间距与髋同宽，双臂向头顶方向举成"U"字形。骨盆保持中立位，手臂贴着地面上下移动。

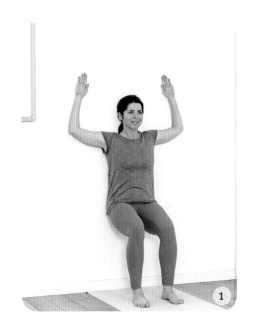

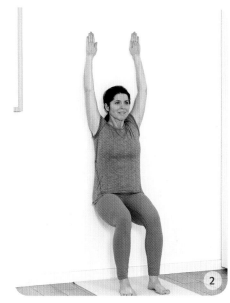

灵活性练习

✧ 睡莲练习

起始姿势: 仰卧,双膝支起,间距与髋同宽,双手放在下腹部。

正式练习:

• 流畅地呼吸,想象呼吸的气流深入你双手放置的部位,想象你的盆腔内有一朵睡莲,它完全占据了你的盆腔,起初花瓣是合拢的。

• 每一次吸气,睡莲都会开放,花瓣打开。

• 每一次呼气,花瓣又温柔地合拢。

说明: 对盆腔内有一朵自如开合的睡莲的想象,有助于向肌肉发出信号。这个练习也可以采用坐姿或俯卧位进行。

✧ 波浪练习

起始姿势: 仰卧,双膝支起,间距与髋同宽,双手放在下腹部。

正式练习:

• 闭上双眼,将注意力集中在盆底。

• 吸气时,想象有一股波浪温柔地冲击你的盆底,盆底扩张。

• 呼气时,想象波浪撤退,盆底向腹腔内抬起。

✧ 骨盆前后摆动练习

起始姿势: 端坐在凳子上,双脚间距与髋同宽,一手放在耻骨联合处,另一手放在骶骨处(见第 91 页图 1)。

正式练习:

• 流畅呼吸的同时,向前(见第 91 页图 2)和向后(见第 91 页图 3)摆动骨盆。重复这个过程 4 ~ 5 次,然后保持骨盆微微前倾的姿势坐好。

• 将注意力放在尿道口周围,想象那里的肌肉是如何环绕着尿道口的。然后试着在呼气时温柔地收缩这部分肌肉,将尿道口关闭。吸气时,放松这部分肌肉。

• 对环绕阴道口的肌肉进行同样的练习。想象着"8"字形肌肉的前半部分,呼气时收缩它,阴道口因此被收紧,吸气时放松它。然后前后摆动骨盆 4 ~ 5 次,再保持骨盆后倾的姿势坐好。

• 有意识地控制肛门外括约肌,呼气时缩紧,吸气时放松,重复这个过程 5 ~ 6 次。

说明: 腹壁在产褥期仍是柔软、松垮的。所以,训练初期,你可能无法感受到环绕尿道口和阴道口的肌肉,或者只能感受到它们微弱的抽搐。这不是问题,随着训练次数的增多,情况会得到改善。肛门外括约肌的收缩通常来说会明显很多,因为这块肌肉比环绕尿道口和阴道口的肌肉有力得多。

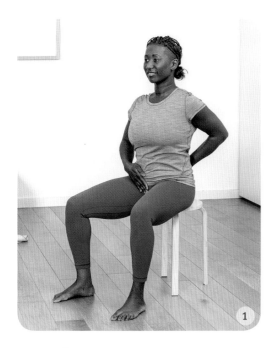

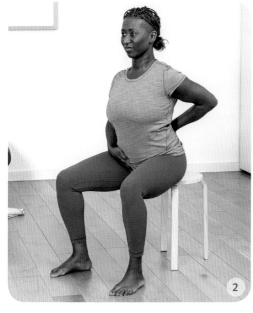

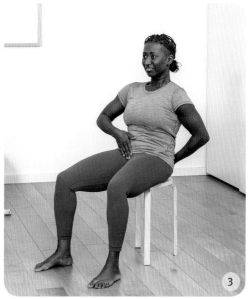

✧ 盆底肌收缩练习

起始姿势：端坐在凳子或椅子上，双脚着地，间距与髋同宽。凳子或椅子要高矮合适，让膝关节的高度略低于髋关节。一手放在耻骨联合上，另一手放在骶骨上（见第 93 页图 1）。

正式练习：

● 深吸气。呼气时轻柔地缩紧盆底各出口（尿道口、阴道口、肛门）的肌肉，同时上提会阴，想象着从尾骨到头顶之间在延长。

● 令盆底肌保持收缩状态 3 ~ 10 秒，然后有控制地慢慢放松下来。

● 休息 4 秒，然后按上述方式再次收缩和放松盆底肌。重复练习 15 次，然后休息至少 1 分钟。

注意事项：下颌、面部、肩膀和臀部均要保持放松状态。收缩盆底肌时要轻柔。休息时双手放在下腹部，保持呼吸流畅。

✧ 屈膝练习

起始姿势：端坐在凳子边沿，双脚着地，双膝间距略宽于髋。

正式练习：

● 深吸气。呼气的同时发出长音的"f"（进步之后可改用长音的"h"），并有意识地收紧核心部位。

● 上半身稍向前倾，用腿部和臀部的肌肉力量站起来（见第 93 页图 2）。起立的过程必须缓慢而有控制，口中从 1 数到 10（进步之后可以数到 30）。

● 以相反的方式坐回凳子上，同样缓慢而有控制地从 1 数到 10（见第 93 页图 3），同时逐步放松盆底肌，在坐好的一刹那刚好彻底放松。

● 整个过程重复 10 ~ 15 次。

注意事项：膝关节中心点始终朝向同侧第 2 脚趾。脊柱保持舒展、挺拔，肩膀不要前伸也不要后缩。

耐力练习

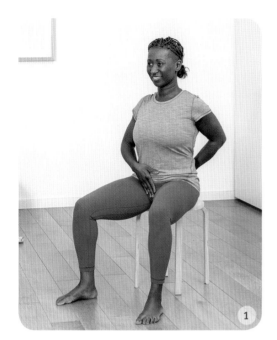

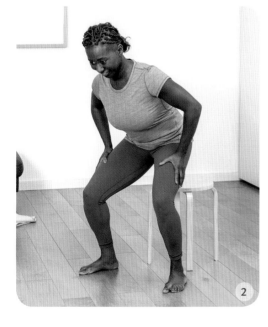

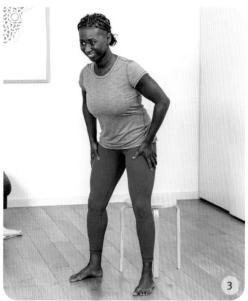

✧ 拉链练习

起始姿势：侧卧（如有需要，可在大腿间夹一个枕头），后背保持挺直。双腿并拢相叠，髋关节与膝关节微屈。头枕在下侧手臂上，上侧手放在下腹部（见第 95 页图 1）。深吸气。呼气的同时收紧核心部位，腰部下侧微微抬离垫子。

正式练习：

• 深吸气。呼气的同时收缩从尾骨经会阴到肚脐下方不远处的肌肉，主动将盆底肌向腹腔内提起。想象着有一根拉链，从尾骨经会阴直到肚脐下方不远处，你正在拉上它。

• 深吸气，同时放松盆底肌。休息 4 秒后，再次"拉上拉链"。

• 重复上述过程 15 次，然后休息至少 1 分钟。

• 换边重复这个练习。

注意事项：呼吸要保持流畅，颈后部要尽量舒展。不要通过"向内、向上拉动肚脐"的方式来引发运动，这个运动应该从轻柔地收缩和上提盆底肌开始。

✧ 肘膝跪练习

起始姿势：身体摆成肘膝跪位，膝关节位于同侧髋关节正下方，肘关节位于同侧肩关节正下方，双手握拳相叠，垫在额下正中，视线投向地面，颈后部保持舒展状态，整个脊柱保持天然的曲度，脚背朝向垫子（见第 95 页图 2）。

正式练习：

• 深吸气。呼气的同时收紧核心部位，左侧肘关节和右侧膝关节留在地面上（同时想象着它们在向肚脐方向移动），伸出右臂和左腿（见第 95 页图 3）。坚持 3 ~ 10 秒。

• 收回右臂和左腿，换左臂和右腿做同样的动作。

• 上述动作重复 5 次为 1 组。完成 1 组动作后休息 30 秒再进行第 2 组。

注意事项：如果有腹直肌分离现象，无法稳定住身体，请勿进行此练习。

耐力练习

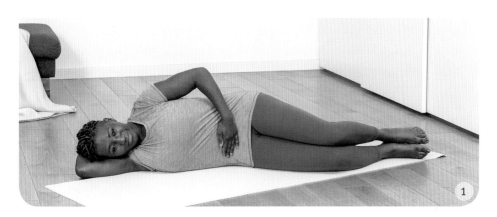

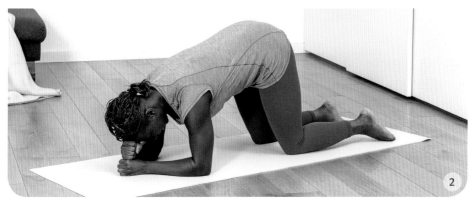

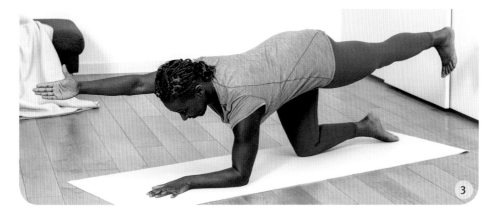

耐力练习

✧ 俯卧爆破音练习

起始姿势：俯卧，双手交叠放在额下，双肘置于身体两侧且比肩关节位置略低一些，双腿伸展，双脚间距与髋同宽，脚背朝向地面（见第 97 页图 1）。

正式练习：

• 深吸气。呼气的同时收紧核心部位，并有力地依次发出英文辅音 [p]、[t]、[k]，共 5 遍。

• 休息一下。然后深吸气，放松盆底肌的同时按上述方法发出爆破音。

• 整个过程重复 3 遍。不要忘记每次完成动作后的休息。

注意事项：不要屏住呼吸，要保持下颌放松。如果是在产褥早期进行此练习，需在腹部下面垫一个枕头。不要挤压到胸部，要让胸部感觉舒适。

说明：可以通过主动向腹腔内收缩盆底肌和腹肌的方式来帮助发出这些爆破音。如果你经历的是剖宫产，请在产后 21 天后再进行这类练习。

✧ 肘膝跪爆破音练习

起始姿势：身体摆成肘膝跪位，膝关节位于同侧髋关节正下方，肘关节位于同侧肩关节正下方，双手握拳相叠，垫在额下正中，视线投向地面，颈后部保持舒展状态，整个脊柱保持天然的曲度，脚背朝向垫子（见第 97 页图 2）。

正式练习：

• 深吸气。呼气的同时发出拼音长音（初期为 "f—"，后期为 "h—"），以激活核心肌群，收缩盆底肌。

• 深吸气，这时盆底肌会稍有放松。呼气，同时爆发式地、清晰有力地发出英文 [hɔp]，共 5 遍。

• 短暂地休息一下，然后重复上述练习。总共进行 3 组。

注意事项：要始终保持对盆底肌的控制。如果发觉盆底有被压迫感，请暂时终止训练。如果盆底肌不够强健，训练过程中有漏尿或者放屁现象，请降低练习强度，将发音改为英文 [ɔp]。

反应性练习

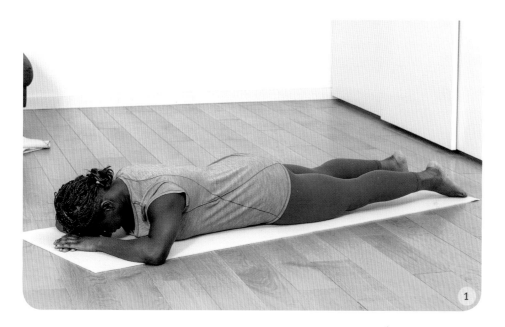

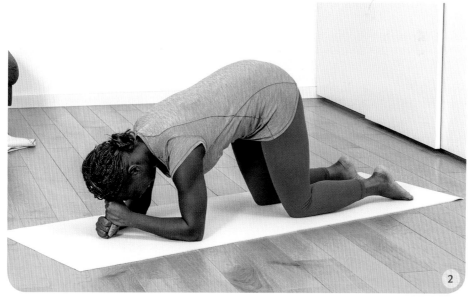

✧ 拔草练习

起始姿势: 端坐在凳子上，双脚分开，间距与髋同宽。凳子要高矮合适，让膝关节的高度略低于髋关节。双手放松地放在大腿上。

正式练习:

● 深吸气，上半身主动挺直。

● 收缩环绕尿道口的肌肉，想象着用它们去拔除长在凳面上的小草（见第99页图1）。

● 以同样的方式收缩环绕阴道口和肛门的肌肉。

● 用每一个盆底出口处的肌肉"拔"10遍草。

注意事项: 保持臀部放松、呼吸流畅。

说明: 肌肉并不是独立运动的，但是这个练习可以帮助我们把每一个盆底出口处的肌肉形象化。他人不会察觉你在进行本练习。

✧ 弹簧步练习

起始姿势: 竖直站好，双腿分开，间距与髋同宽。绷紧核心肌群，保持呼吸流畅。

正式练习: 室内步行。抬脚时脚掌主动、有弹性地蹬离地面，以轻盈灵巧的步伐在房间里走上50步。走路时手臂自然摆动，并试着有节奏地收缩盆底肌，感受盆底肌的运动（见第99页图2、图3）。

说明: 日常生活中你也可以采用这种方式走路，尤其是在推婴儿车时。这种富有弹性的步伐对盆底肌非常有好处，每走一步，盆底肌都会受到一次按摩。另外，需要推着婴儿车或者背着宝宝步行较长的路程时，我建议你穿能够良好支撑双脚的鞋子，不要穿高跟鞋。

反应性练习

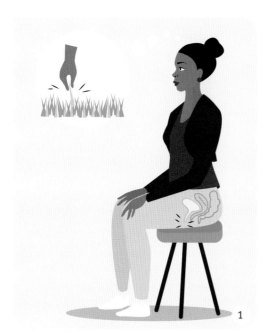

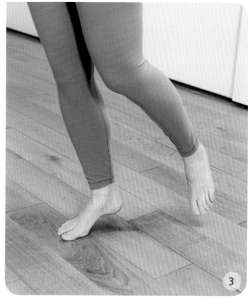

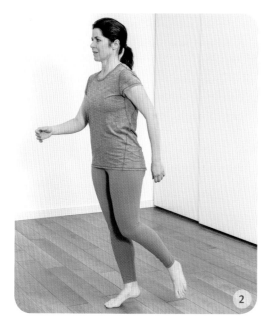

✧ 深层腹肌激活练习

起始姿势: 仰卧,双膝支起,双脚分开,间距与髋同宽,双手置于体侧。

正式练习第一部分:

• 深吸气。呼气的同时收紧核心部位。

• 再次深吸气,保持盆底肌的紧张感(盆底肌会在吸气时稍有放松)。

• 呼气的同时发出长音的"f"(后期可以换成长音的"h"),竭尽全力呼出肺内空气。这个过程中,要令小腹变得扁平,想象着左右髂嵴在相互靠拢(见第 101 页图 1)。

说明: 如果这部分练习你能很好地完成,收缩盆底肌和腹肌完全没有困难,请进入第二部分的练习。

正式练习第二部分:

• 呼气的同时从头顶向下延展身体。双手推动胸廓两侧的肋骨向肚脐方向移动,将腰部收细(见第 101 页图 2)。

• 吸气时有控制地慢慢放松身体。

• 上述过程重复 8 ~ 15 次为 1 组,两组之间休息 30 秒。

说明: 也可以采取侧卧位、俯卧位、肘膝跪位和坐姿进行上述练习。

✧ 腹斜肌练习

起始姿势: 侧卧,下侧手臂向头顶方向伸展开来,头枕于其上,双腿上下相叠,髋关节和膝关节微屈,上侧手握拳,上臂支在胸前,拇指在内,骨盆垂直于地面(见第 101 页图 3)。

正式练习:

• 深吸气。然后尽力呼气,同时收紧核心部位,支在胸前的手臂用力按压地面。坚持 3 ~ 10 秒。

• 重新吸一口气,此时盆底肌会稍有放松。然后呼气,重新收紧核心部位。

• 每侧重复上述练习 10 ~ 15 次。

注意事项: 腰部下侧要稍稍离开垫子。骨盆要垂直于地面。呼吸要流畅。呼气时辅以长音的"f"或长音的"h",使肺内的空气尽量排空。

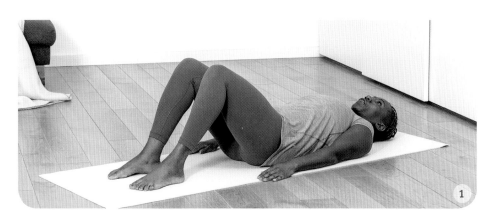

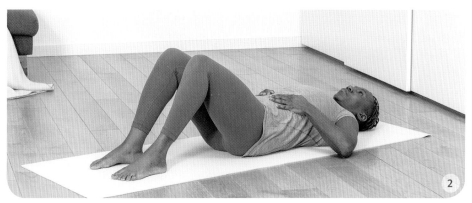

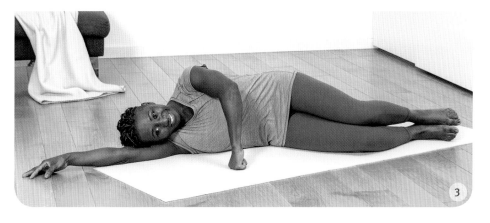

✧ 俯卧位腹肌练习

起始姿势： 俯卧，双脚分开，间距与髋同宽，脚背朝向地面，双手交叠放在额下，肘关节朝向身体两侧且比肩关节位置略低一些（见第 103 页图 1）。骶骨轻轻地向脚后跟方向延伸，耻骨联合要接触到垫子。

正式练习：

• 深吸气，使气流到达肺的后下部。呼气的同时收紧核心部位，右肘和左髋用力下压，想象着这两个部位在向肚脐方向移动。保持这个状态 3 ~ 10 秒，然后彻底放松。

• 每侧重复上述练习 10 ~ 15 次。

注意事项： 保持呼吸流畅和下颌放松。产褥早期进行此练习，要在腹部下面垫一个枕头。不要挤压到胸部，保持舒服的俯卧姿势。

✧ 坐姿半程卷落练习

起始姿势： 端坐在凳子上，双脚着地，间距与髋同宽。凳子高度要合适，使膝关节比髋关节略低一些。双手自然地放在大腿两侧。

正式练习：

• 深吸气，后背保持舒展。呼气的同时收紧核心部位。

• 骨盆后倾，让上半身的重量落到坐骨结节后方的臀部，同时向内、向上提起腹肌，目视前方（见第 103 页图 2）。

• 摆正骨盆，恢复到起始姿势。

• 整个过程重复 10 ~ 15 次。

注意事项： 骨盆从后倾状态摆回到腹肌能紧张起来的位置即可。如果你患有腹直肌分离，两块腹直肌之间有隆起或深沟，请绝对不要进行这个练习。

进阶版

坐在地板上进行这个练习。双脚间距与髋同宽，上半身重量垂直落在坐骨结节上，双手放在大腿下面。

腹肌练习

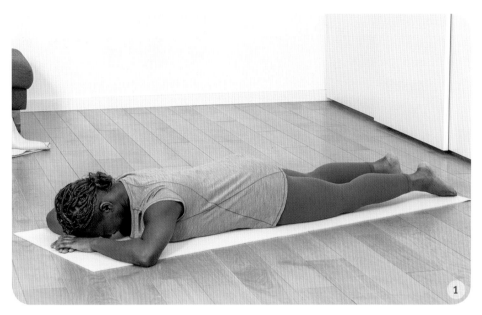

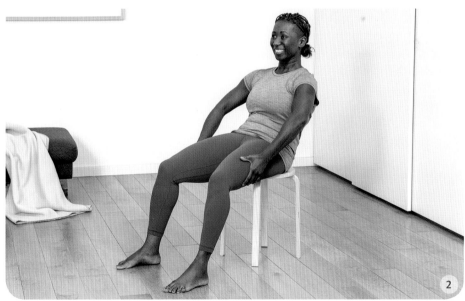

✧ 举臂练习

起始姿势：仰卧，双膝支起，双脚间距与髋同宽，双臂置于体侧（见本页图 1）。

正式练习：

● 深吸气。呼气的同时收紧核心部位，双臂举过头顶（见本页图 2）。

● 吸气，将手臂收回。

● 重复上述过程 10 ~ 15 次。

注意事项：手臂收回到胸廓能重新完全贴合在地面上的程度即可。躯干要保持稳定，胸廓和骨盆之间不要发生相对转动。

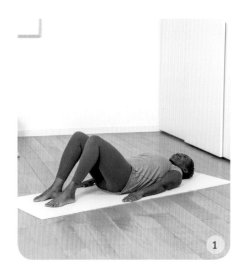

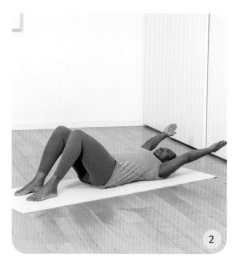

◇ 抬膝练习

起始姿势： 仰卧，双膝支起，双脚间距与髋同宽，脊柱保持舒展状态，双臂置于体侧，骨盆处于中立位（见本页图1）。

正式练习： 深吸气。呼气的同时收紧核心部位，并抬起一条腿，使膝关节位于髋关节的正上方（见本页图2）。然后将腿放下，换另一条腿做上述动作。每条腿重复这个动作10～15次。

注意事项： 尽可能保持骨盆不动。腰椎不要紧贴地面。肩膀放松，颈后部保持舒展状态。

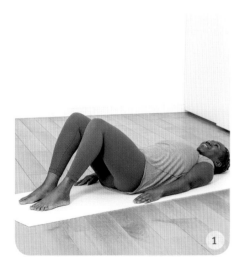

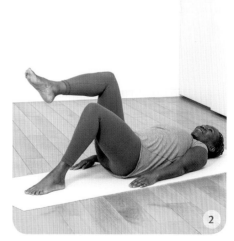

全身性练习

✧ 深层髋肌练习

起始姿势：侧卧，下侧手臂屈曲，前臂朝后，头枕在上臂上，下侧腿微屈，上侧腿悬空，抬至与髋等高，上侧髋关节处于中立位，膝关节屈曲成 90 度角，小腿与地面平行，脚尖勾起，上侧手臂支在胸前的垫子上，腰部下侧微微抬离地面（见本页图 1）。

正式练习：将上侧脚后跟沉向地面（见本页图 2），然后再回到起始姿势。每侧重复上述动作 10 ~ 15 次。

注意事项：上侧大腿始终保持与髋等高。膝关节的角度要保持不变。动作幅度要小。

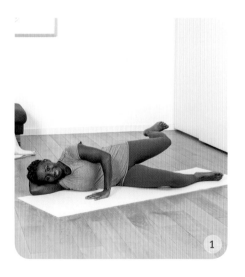

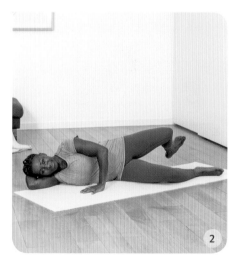

✧肩胛带[1] 稳定性练习

起始姿势：面墙而立，上臂平举，前臂和双手掌心贴在墙面上，双臂间距与肩同宽；双腿分开，脚尖向前，间距与髋同宽（见本页图1）。

正式练习：深吸气。呼气的同时收紧核心部位。令胸部向墙壁方向移动（见本页图2），然后回到起始姿势，肩胛骨重新贴合在胸廓上。

注意事项：头部保持正直。

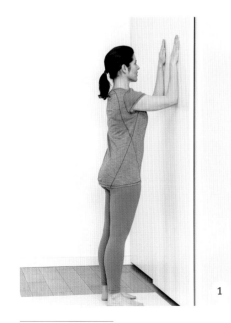

1

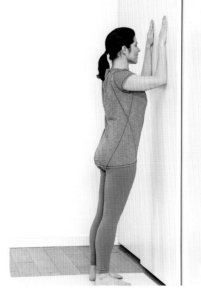

2

---

1 肩胛骨和锁骨共同构成肩胛带。

◇ 半膝跪练习

起始姿势： 将身体摆成半膝跪姿势。支撑腿（后腿）的膝关节位于同侧髋关节正下方，后脚支起，脚趾蹬地，前脚位于前侧膝关节正下方，两侧髋骨均朝向正前方。

正式练习： 深吸气。呼气的同时收紧核心部位，同时轻轻向下延展骶骨、向上抬起耻骨，主动绷紧并微微向前推动臀部，想象着前脚的脚后跟被拉向骨盆（见第 109 页图 1）。保持这个状态 3 ~ 10 秒，然后放松。每侧重复"绷紧—放松"过程 10 ~ 15 次。

注意事项： 胸廓和骨盆应当保持中立位，不要歪斜或扭转。如果侧面有一面镜子，你应该从中只能看到一侧肩膀和一侧骨盆。

进阶版

下面给出本练习不同难度的进阶版练习。当你能将上一难度等级的练习毫无困难地重复 15 次时，就可以进入下一难度等级的练习了。

难度 1 保持半膝跪姿势，单手拿一瓶 1.5 升的矿泉水，环绕头部顺时针、逆时针各转 5 圈。

难度 2 将前脚抬离地面 5 厘米，保持住身体平衡，骨盆要始终保持在中立位（见第 109 页图 2）。

难度 3 从半膝跪姿势变为双腿一前一后站立，再变为大弓步姿势（见第 109 页图 3），然后有控制地将后膝落到垫子上。

难度 4 从半膝跪姿势变为直立姿势。前腿高高抬起（见第 109 页图 4），保持住身体平衡，然后将前脚落回到垫子上，成大弓步姿势。

难度 5 从半膝跪姿势变为直立姿势。前腿高高抬起，保持住身体平衡，然后将前腿后伸，成单腿支撑站姿。身体重新达到平衡，然后慢慢地、有控制地将后伸的那条腿的膝关节落回到垫子上，成大弓步姿势。

全身性练习

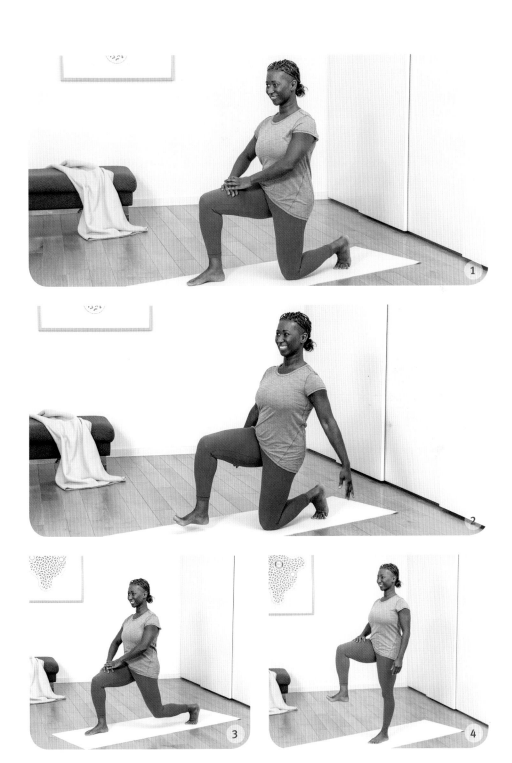

训练模块 1 ~ 3

每次训练将某一训练模块重复 2 ~ 3 遍，然后在下面的彩色进度条上做一个心形标记。完成 10 次训练后，使用《焦点量表》进行评估，看是否可以进入下一模块的训练。

模块 1：初步认知——找到肌肉的位置

- 睡莲练习（见第 90 页）。
- 浅层盆底肌感受练习（见第 28 页）、中层和深层盆底肌感受练习（见第 28 页）。
- 拉链练习（见第 94 页），每侧重复 15 次。
- 深层腹肌激活练习第一部分（见第 100 页）。
- 俯卧爆破音练习（见第 96 页），5×3 遍（剖宫产的话，产后 21 天后方可进行本练习）。

附加练习：从下面的灵活性练习中选择一个

- 肋骨灵活性练习（见第 85 页）。
- 臀部画圈练习（见第 88 页）。
- 手臂"U"字练习变式（见第 89 页）。

模块 2：再进一步

- 盆底肌收缩练习（见第 92 页），3 ~ 10 秒。
- 拉链练习（见第 94 页），每侧重复 15 次。
- 拔草练习（见第 98 页），10×3 次。
- 深层腹肌激活练习第一部分和第二部分（见第 100 页），10 ~ 15 次。
- 俯卧位腹肌练习（见第 102 页），每侧重复 10 ~ 15 次。

附加练习：从下面各类练习中分别选择一个

- 感受练习：睡莲练习（见第 90 页）、波浪练习（见第 90 页）。
- 灵活性练习：肋骨灵活性练习（见第 85 页）、下背部灵活性练习（见第 86 页）、臀部画圈练习（见第 88 页）。
- 全身性练习：屈膝练习（见第 92 页）。

模块 3：更高挑战

- 深层腹肌激活练习第一部分和第二部分（见第 100 页），10 ~ 15 次。

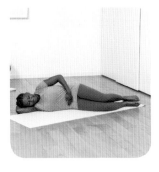 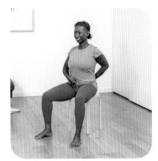 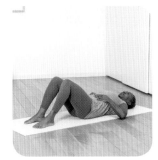

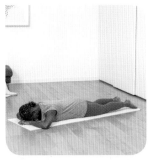 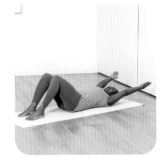 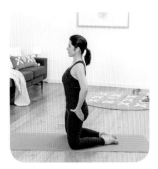

- 腹斜肌练习（见第 100 页），3～10 秒，每侧重复 10～15 次。
- 举臂练习（见第 104 页），10～15 次。
- 对称坐姿练习（见第 123 页），3～10 秒，5～10 次。
- 髋关节铰链练习（见第 133 页），10～15 次。

附加练习： 从下面各类练习中分别选择一个

- 感受练习：睡莲练习（见第 90 页）、波浪练习（见第 90 页）。
- 灵活性练习：肋骨灵活性练习（见第 83 页）、下背部灵活性练习（见第 86 页）、侧卧转身练习（见第 87 页）、臀部画圈练习（见第 88 页）。
- 全身性练习：肘膝跪练习（见第 94 页）、肩胛带稳定性练习（见第 107 页）。

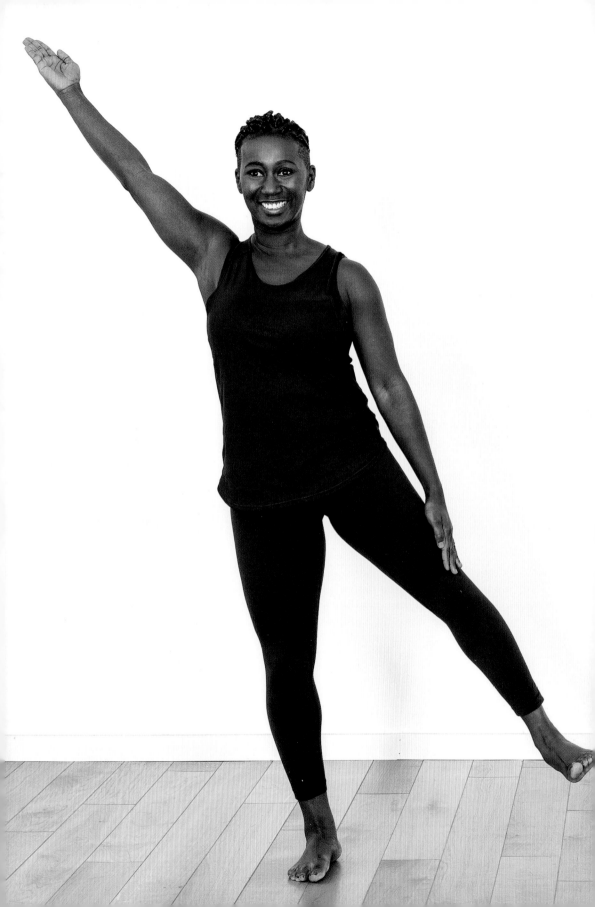

复原期训练

　　良好的复原期训练是产后恢复的关键。对于复原期训练来说，最重要的是专注和坚持。科学的训练能避免身体承受过度负荷，改善不良体态；不成功的产后恢复将给你的日后生活带来无穷烦恼。

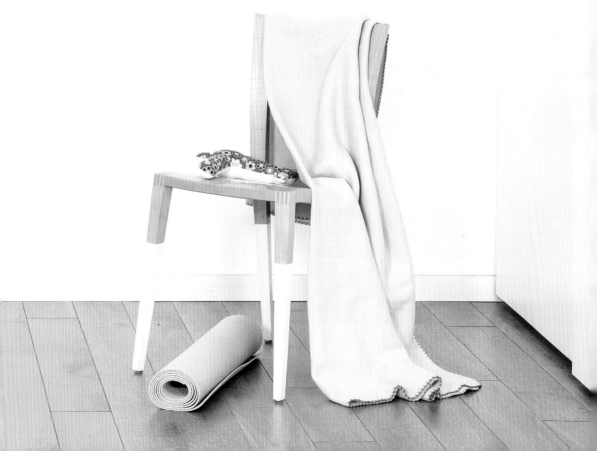

如何进行复原期训练

现在，你已经可以开启复原期训练程序了。健康是如此重要，所以你要好好掌握本书中的各项练习，令身体状况适应得了养育宝宝的繁忙日常。

产褥期训练中你所掌握的各项内容，是未来进行一切运动的基础。"收紧核心部位"这一原则必须贯串于所有明确指定需要做到这一点的练习之中，这样可以避免盆底受到过度负荷或产生疼痛而导致的产后恢复进度倒退。

如果你在产褥期过后才看到这本书，那么请注意：在开始训练之前，你需要先完成盆底肌自我测试（见第 82 ~ 83 页）和腹直肌分离自我测试（见第 62 ~ 63 页），确定自己是否可以执行书中的训练计划。如果你有明显的腹直肌分离症状，请从产褥期训练部分开始，并要好好地学习有关盆底肌和腹直肌训练的基础知识。有压力性尿失禁现象的妈妈也是如此。完成产褥期的全部训练后，很有必要再进行一次盆底肌自我测试和腹直肌分离自我测试。与第一次测试的结果相比，第二次测试的结果应在盆底肌力量、耐力和反应能力方面提高至少 1 分，盆底肌在主观控制下的收缩能力也应有所改善。如果感到盆底肌痉

挛，或者有漏尿、排尿困难的现象，请先进行物理治疗。产后 6 周时，你的腹直肌分离现象应已有所减轻，腹壁前正中线处不应存在深深的凹陷。经过训练，你可能已经感到白线变得紧致了一些，腹肌也变得更坚实和更容易控制了。

正确的产后训练可以使身体得到更快的恢复。即使你不那么喜欢运动，也请好好地度过你的产褥期和复原期。身体在怀孕后发生了太多改变，只有主人给予关注和支持，它才能逐步接近原有的状态。就好比一个参加奥运会的运动员（对女人们来说这场比赛就是分娩），世界上没有哪一个专业运动员会在努力拼搏赢得金牌后就停止训练，他们会休养生息一段时间，然后重新制订训练计划，只是训练强度有所降低。怀孕在很多方面很像竞技运动，分娩就是拼尽全力赢取胜利的时刻，那之后就是用来进行身体恢复的时间了。

复原期训练模块中也包括那些已经在产褥期训练中出现过的练习项目，但

是难度有所增加。复原期训练的目标，是使身体核心部位一步步变得更加强健，使体态有所改善，腹腔内的压力得到合理分布，并且最终能将所学与日常活动融合起来。

学会胸腹联合式呼吸是训练成功的基础。只有采取这种呼吸方式，力量才能在你的身体里得到合理分布，各处身体结构的受力情况才能都处于理想状态。腹式呼吸会导致腹腔内的组织和器官处于持续的压力之下，而浅、短、平的呼吸则会导致肌肉无法获得充足的氧气供应。

身体张力应与身体的活动相匹配。日常生活中要注意自己是否经常性地耸肩、咬牙、绷紧臀肌、持续性地吸腹以及持续性地绷紧盆底肌，所有这些都是身体张力不正常的表现。

拥有属于你的私人时光

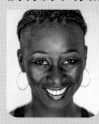

姐妹们，我非常推崇开展产后恢复训练，否则我也不会写下这本书。对妈妈们来说，相互间的交流和学习非常重要。但我并不推崇带着宝宝一起训练。虽然我爱我的孩子，并且我也知道，如果身边恰好没有老人或者住家保姆可以委托，想在上午10点钟找到一个能帮我们带2小时孩子的钟点工保姆有多难，对大部分妈妈来说这都是不可能的。所以，我们的产后恢复训练应该安排在晚上，让爸爸们在家照顾孩子，这是一个多么好的安排！我知道，晚上最容易疲劳和产生惰性。但是，没有孩子在身边的产后恢复训练才最高效，因为你可以将全部注意力都放在练习内容和你的身体上。

具体训练项目

复原期训练是产后身体修复的关键。只要坚持科学、系统地训练，在不久的将来，你一定会收获提拔的体态、紧致的腰腹以及有力的身体核心。

✧ 胸椎灵活性练习

起始姿势：身体摆成肘膝跪位。膝关节位于同侧髋关节正下方，脚背朝向地面，肘关节位于同侧肩关节正下方，前臂平放在地面上。然后，将臀部移至脚后跟正上方，一只手放在颈后部，肘关节上扬，尽力指向天花板，同侧的胸廓尽量舒展开来（见本页图1）。

正式练习：

• 深吸气。呼气的同时将身体转回，转动侧的肘关节贴近支撑侧的肘关节（见本页图2）。

• 吸气的同时回到起始姿势。

• 重复上述过程5～10次，然后换边进行同样的练习。

注意事项：保持呼吸流畅。转身幅度以腿不抬离地面为宜。保持脊柱的舒展状态。

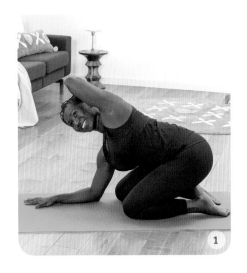

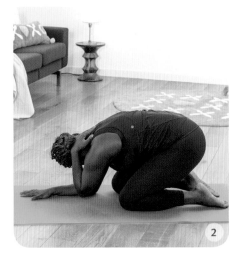

✧ 肩胛带灵活性练习

起始姿势：面前放一把椅子，将身体摆成四足支撑式，膝关节位于同侧髋关节前下方，双脚支起，脚趾蹬地。然后，将双侧肘关节搭在椅面边沿，双手放在颈后部（见本页图1）。

正式练习：

● 一边保持流畅的呼吸，一边将臀部缓缓、有控制地向脚后跟方向移动，直到肩膀处感到被舒适地拉伸开来（见本页图2）。

● 有控制地将身体前后移动，重复5～10次。

说明：活动到肩膀允许的最大限度处，并在此处做3次呼吸，然后有控制地慢慢回到起始姿势。

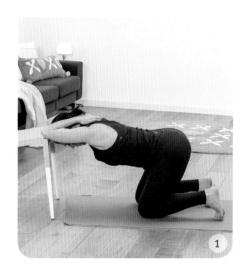

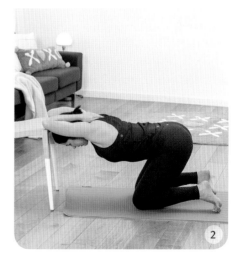

✧ 枕上练习

本练习需要一个厚枕头或瑜伽球。

起始姿势：骑坐在枕头或瑜伽球上，骶骨微微下沉，肩膀位于骨盆正上方，双手放松地放在大腿上（见第 119 页图1）。

正式练习：

• 深吸气。呼气的同时主动收紧环绕肛门、阴道口和尿道口的肌肉，并上提会阴。同时，双手沿身体前面轻柔地从下向上抚至下颌。想象此时你在用会阴向上提起枕头或瑜伽球，使其离开地面漂浮起来。

• 吸气的同时缓慢、有控制地放松。

注意事项：大腿内侧、臀部、下颌和面部的肌肉均要保持放松。

✧ 90/90 呼吸练习

起始姿势：仰卧，双脚抵在墙上，髋关节与膝关节均成 90 度角，双臂放松地放在身体两侧的垫子上（见第 119页图2）。

如果你在这个姿势下难以保持大腿、臀部和下背部肌肉的放松，可以将一块毛巾卷成卷夹在大腿中间，避免其向内旋转。

正式练习：

• 深吸气。呼气的同时收紧核心部位（用你最大力量的 40% ~ 60%），保持这个状态3 ~ 10秒，然后休息4秒。

• 重复上述过程 10 次。然后休息至少 1 分钟。

注意事项：呼吸要保持流畅。脊柱要保持天然的曲度。

进阶版

呼气时一节一节地卷起从骨盆到最下一根肋骨之间的椎骨（见第 119 页图 3）。吸气时再逐节椎骨地回落到起始姿势，并放松盆底。整个过程重复10 ~ 15 次。

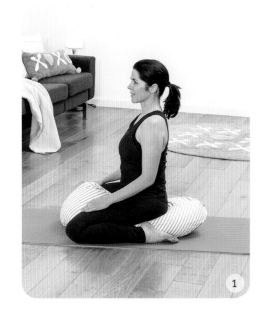

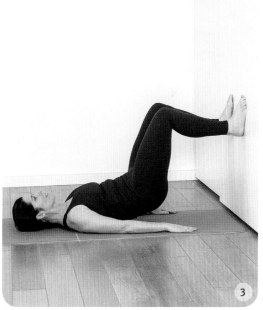

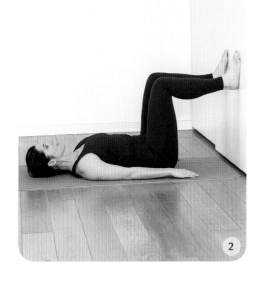

✧ 站姿盆底肌练习

本练习需要用到一个小梯子或小板凳。

起始姿势： 站在梯子或凳子侧面，一只脚踏在梯子或凳子上，另一只脚站在地面上，绷紧核心肌群（见本页图 1）。

正式练习：

• 深吸气。呼气的同时踏在梯子或凳子上的那只脚用力，该侧腿伸直，原本踩在地面上的那只脚悬空（见本页图 2）。

• 再次吸气的同时，慢慢地、有控制地将悬空的那只脚落到地面上。先是脚趾着地，然后是脚掌，最后是脚后跟。

• 每条腿重复上述过程 10 ~ 15 次。

注意事项： 呼气的同时要有意识地收紧核心部位，吸气的同时要有意识地放松核心部位，整个呼吸过程保持流畅。悬空的脚落地时要轻柔。

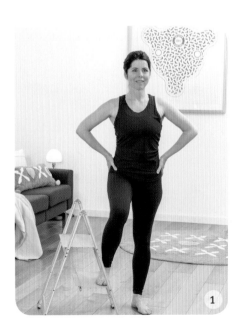

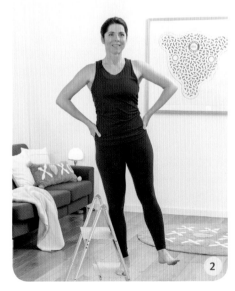

◇四足支撑练习

起始姿势：将身体摆成四足支撑的体式，膝关节位于同侧髋关节正下方，手位于同侧肩关节正下方。手指微微张开，两上臂内侧相对。视线投向垫子前缘，颈后部保持舒展状态。脊柱保持天然的曲度。双脚支起，脚趾蹬地。

正式练习：

• 深吸气。呼气的同时收紧核心部位，一只手臂向前伸出，与地面平行，大拇指向上。

• 放下手臂，换另一侧做同样的动作。

• 每侧重复上述过程 10 ~ 15 次。

注意事项：要保持身体核心部位的稳定和呼吸的流畅。肘关节伸直，但不要过伸。

进阶版

难度 1 同时伸出一侧手臂和另一侧腿（见下图）。

难度 2 将伸展侧的肘关节和膝关节屈曲并拉向肚脐，然后再伸展开来。

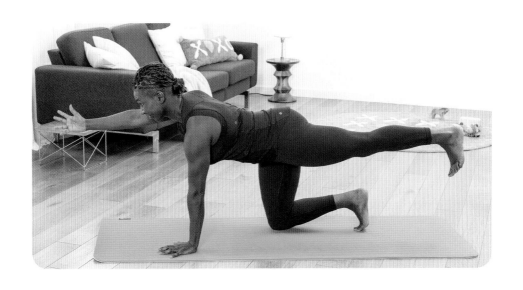

✧ 滑腿练习

起始姿势：仰卧在垫子下部，双脚放在平滑的地板上，间距与髋同宽，双膝支起，手臂置于体侧（见本页图1）。

正式练习：

• 深吸气。呼气的同时收紧核心部位，并将一只脚沿着地面向前滑移，直到该侧腿完全伸直（见本页图2）。

• 再次吸气。呼气的同时收回伸直的那条腿，膝关节重新支起。

• 换边，重复上述动作。

• 每条腿重复上述过程5～10次。

注意事项：双脚始终不抬离地面，骨盆固定不动。收腿的时候想象这条腿正在穿过烂泥塘。保持身体核心部位的紧张。

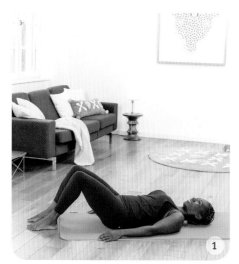

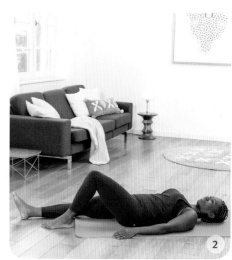

◇对称坐姿练习

起始姿势：端坐在桌边的椅子上，双手侧立在桌面上，拇指在上，掌心相对（见下图），双脚稳稳地踩在地面上。

正式练习：

• 深吸气。呼气的同时收紧核心部位，双手用力下压。保持这个状态 3 ~ 10 秒，然后放松。

• 重复上述过程 5 ~ 10 次，然后休息 30 秒。如此进行 3 轮。

注意事项：臀部要放松。呼吸要流畅。双手下压时挺直后背，保持整个脊柱处于舒展状态。

进阶版

双手轮流下压。

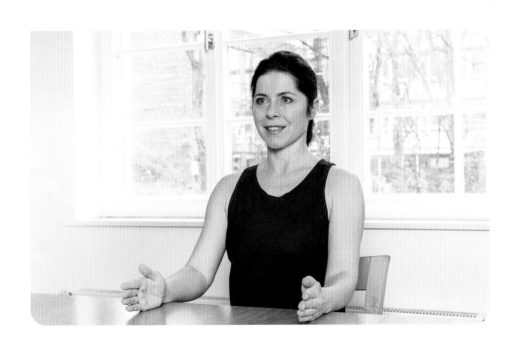

腹肌练习

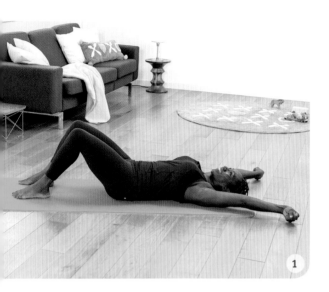

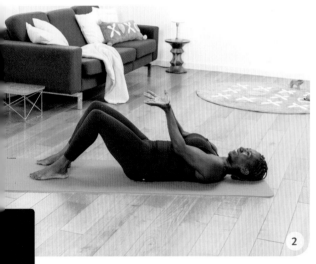

✧ 蛙臂练习

起始姿势：仰卧，双膝支起，双脚着地，间距与髋同宽，双臂举过头顶，双手着地，掌心向外，握成拳头（见本页图 1）。

正式练习：

• 深吸气。呼气的同时收紧核心部位，并向天花板方向举起双臂。双肘在胸前并拢，双拳打开，掌心平摊（见本页图 2）。

• 再次吸气的同时将手臂放回起始位置。

• 重复上述过程 10 ~ 15 次。

注意事项：手臂运动的同时要伴随着呼吸。骨盆应固定不动。起始姿势中胸廓后下部的肋骨要贴在垫子上。

✧ 蛙腿练习

起始姿势：仰卧于垫子下部，双腿并拢，伸直平放在光滑的地板上，双臂置于体侧（见本页图1）。

正式练习：

• 深吸气。呼气的同时收紧核心部位，并将双脚沿地面收向臀部，两膝逐渐支起，间距与肩同宽。脚趾保持并拢状态。

• 无法继续收回时，双脚抬起，膝关节向胸部移动（见本页图2）。

• 重新吸一口气。呼气的同时双脚落回地面（尽量靠近臀部）。然后将双脚向前滑移，直至双腿伸直。

• 重复上述过程10～15次。

注意事项：骨盆保持固定不动。腰椎不要过度前凸。保持核心部位的紧张和呼吸的流畅。

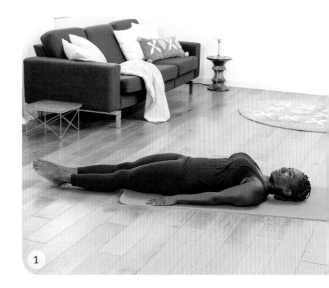

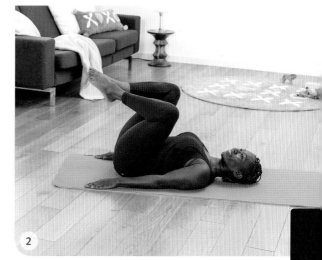

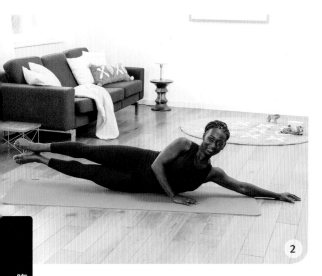

✧ 侧卧抬腿练习

起始姿势：侧卧，身体与垫子侧缘平行，下侧手臂向头顶方向伸直，身体成一条直线，上侧手臂支在胸前（见本页图 1）。

正式练习：

• 深吸气。呼气的同时收紧核心部位，并抬起上半身和上侧腿。当上侧腿抬至与同侧髋骨等高时，抬下侧腿，直至双脚相碰（见本页图 2）。

• 双腿和上半身同时落回地面。

注意事项：身体保持稳定。上侧腿不能高过同侧髋骨。保持呼吸流畅。双腿悬空时，两大腿内侧要贴合在一起。

腹肌练习

✧ 卷腹练习

起始姿势：仰卧，双膝支起，双脚着地，间距与髋同宽，双臂交叉抱在胸前（见本页图1）。

正式练习：深吸气。呼气的同时收紧核心部位，上半身肩胛下角以上的部位向上卷起（见本页图2）。保持这个姿势呼吸2～5次，然后恢复仰卧姿势。整个过程重复2～5次。

注意事项：保持骨盆固定不动。下背部不要用力压迫地面。腹部要保持平坦，不要向上隆起或向下凹陷。下颌放松，目视前方。

进阶版

斜卷腹练习　起始姿势同上。卷起上半身的同时，一侧肩膀朝向对侧骨盆运动，卷起程度以对侧肩胛下角以上部位离开垫子为宜。

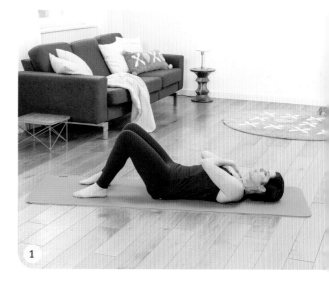

1

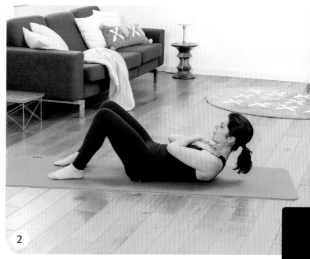

2

腹肌练习

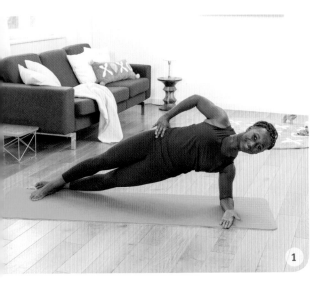

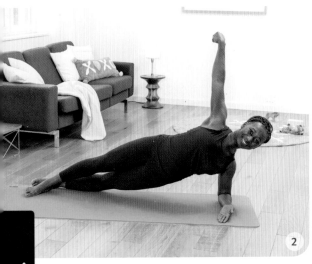

✧ 侧平板支撑练习

起始姿势：身体摆成侧平板支撑姿势，下侧手臂的肘关节位于同侧肩关节正下方，掌心朝上，前臂伸向身体正前方，整个身体成一条笔直的斜线，上侧手臂撑在同侧髋骨上。

正式练习：深吸气。呼气的同时收紧核心部位，并向天花板方向用力抬起骨盆（见本页图 1），然后使骨盆下沉到快要接近地面。整个过程重复 10 ~ 15 次。

注意事项：保持骨盆的中立位，不要扭转。呼吸要流畅。腰部两侧要舒展。

说明：若需降低练习难度，可将双腿微屈。

进阶版

难度 1 加入上侧手臂的蛙式运动。骨盆起始姿势同上，但上侧手臂伸向天花板，腕关节掌屈，手握拳，拳眼朝向身体后方（见本页图 2）。骨盆向上抬起时，将上侧肘关节向肚脐方向收回，手张开，掌心向上。

难度 2 上侧腿屈起，膝部抬至同侧髋骨高度。骨盆抬起、放下时，上侧腿始终保持这个姿势。

✧旱地游泳练习

起始姿势：俯卧，双臂向头顶方向伸出，掌心朝下，双脚分开，间距与髋同宽，脚背朝向地面。

正式练习：

• 深吸气。呼气的同时收紧核心部位，并将一侧手臂从垫子上抬起，然后放下。

• 换另一侧手臂进行同样的动作。

• 加上腿部动作。呼气的同时将一侧手臂和另一侧腿从垫子上抬起（见本页图1），然后放下。

• 每侧身体重复上述过程 10 ~ 15次。

注意事项：双腿间距保持不变。臀部自然绷紧。上下肢抬起时腹壁稍稍离开垫子。

进阶版

难度 1 进行上述练习时，上半身保持抬起状态。

难度 2 进行上述练习时，上半身保持抬起状态，双臂一直悬空，不能碰到垫子。

难度 3 进行上述练习时，上半身保持抬起状态，双臂和双腿一直悬空，不能碰到垫子（见本页图2）。

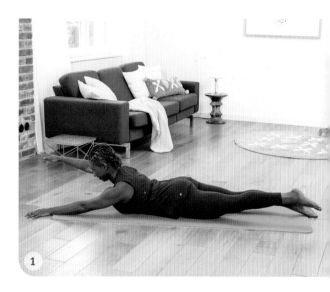

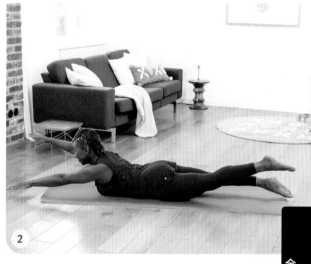

全身性练习

✧ 单腿屈膝臀桥练习

起始姿势： 仰卧，双膝支起，间距与髋同宽。一条腿屈起，双手抱住该侧小腿上端，将大腿尽可能地拉向胸前，脚尖勾起，脚掌蹬在一个想象的油门上（见本页图1）。

正式练习：

• 深吸气。呼气的同时收紧核心部位，并将骨盆尽量抬高，直到骨盆与肩膀之间的身体成一条直线（见本页图2）。

• 保持这个姿势5～8秒，然后令骨盆慢慢、有控制地落回地面。

• 每条腿重复上述过程5～8次。

注意事项： 支撑腿侧的脚要一直牢牢踩在地面上。呼吸要流畅。先绷紧臀肌，再开始运动。

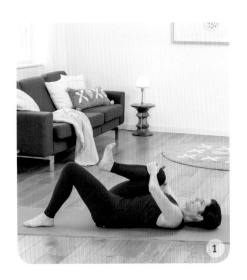

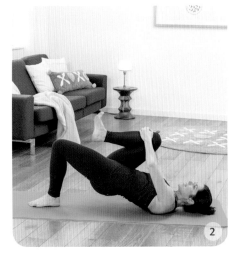

全身性练习

✧ 单腿站立练习

起始姿势：采取站姿，一侧脚下放一块折叠起来的毛巾，双脚间距与髋同宽，双手放在大腿侧面，臀部稍向后挺，双膝微屈（见本页图 1）。

正式练习：深吸气。呼气的同时收紧核心部位，脚踩着毛巾向前滑动，然后沿弧线滑至身后，再回到起始位置（见本页图 2）。每条腿重复上述过程10 ～ 15 次。

注意事项：保持呼吸流畅。胸廓要尽量保持不动，腹肌要绷紧。

说明：刚开始进行这个练习时，你可能会感到支撑腿外侧的髋肌有灼热感。随着练习的增多，灼热感会渐渐消失，这说明你的负责骨盆稳定的肌肉变得强健了。

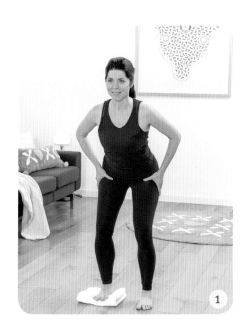

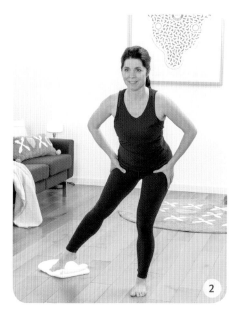

✧ 熊爬练习

起始姿势：身体摆成四足支撑式。膝关节位于同侧髋关节正下方，手位于同侧肩关节正下方。掌心向下，手指微微张开，两上臂内侧相对。视线投向地面，颈后部保持舒展状态。脊柱保持天然的曲度。双脚支起，脚趾蹬地。

正式练习：收紧核心肌群，将右手和左膝抬离地面5厘米（见本页图1），然后放下，换左手和右膝，同样抬离地面5厘米，模仿熊原地爬行的动作。重复10~15次。

注意事项：保持核心肌群的紧张和呼吸的流畅。

进阶版

难度1 呼气的同时双手双脚支地，双膝抬离地面5厘米，并坚持3~10秒。重复10~15次。

难度2 保持双膝悬空的姿势前进5步、后退5步，然后侧行5步（见本页图2）。重复10~15次。

难度3 抬起双膝，左臂支撑身体。左腿向右移，髋部下降至快要贴近垫子，整个身体朝向右侧，然后恢复到起始姿势。换边重复上述过程，每侧身体10~15次。

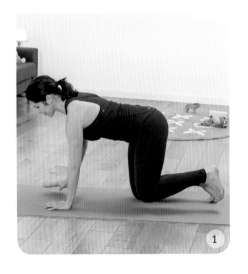

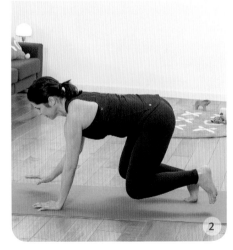

✧ 髋关节铰链练习

起始姿势： 跪姿，双膝间距比髋略宽，脚尖稍偏向内侧，双手扶在髋部，臀部向后移动，坐在脚后跟上，脊柱保持舒展（见本页图1）。

正式练习： 深吸气。呼气的同时收紧核心部位，抬起臀部，直到髋关节完全伸展开来，骨盆处于中立位（见本页图2）。然后回到起始姿势。重复上述过程10～15次。

注意事项： 脊柱始终保持舒展状态，核心肌群保持收紧状态。臀部向后坐的时候，下背部要保持舒展状态。

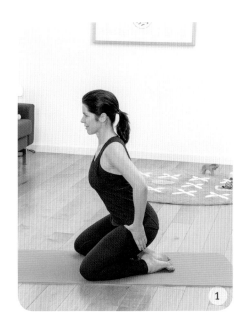

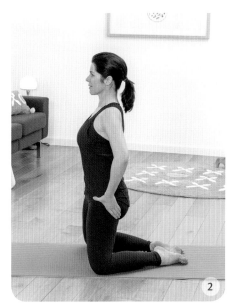

✧ 平板进阶练习

起始姿势：面墙而立，身体与墙的距离略远于一臂，双手掌心贴在墙上，手臂与地面平行，双脚分开，间距与髋同宽，脚后跟抬起（见本页图1）。

正式练习：深吸气。呼气的同时收紧核心部位，坚持3～10秒，然后放松。

注意事项：全身保持微微紧张，脊柱舒展，肩胛骨紧贴在胸廓上，臀肌绷紧，骶骨向脚后跟方向延伸，耻骨微微向前挺。腹肌也要收紧。保持呼吸流畅。

进阶版

难度1 双手撑在沙发背上进行上述练习。

难度2 双手撑在地面上进行上述练习（见本页图2）。

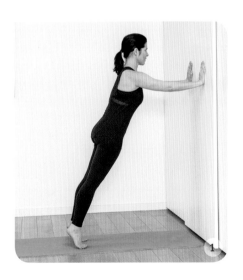

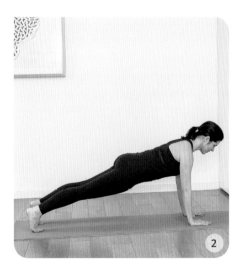

全身性练习

◇椅上侧平板支撑练习

起始姿势：一侧肘关节搭在椅子边沿，身体摆成侧支撑姿势，支撑侧肘关节位于同侧肩关节正下方，前臂笔直地伸向身体正前方，手握拳，双腿伸直并拢，上侧手臂放在体侧。

正式练习：深吸气。呼气的同时收紧核心部位，尽量上抬骨盆，使整个身体绷成一条直线（见本页图1）。然后将骨盆向地面方向下沉（见本页图2），再抬起。

注意事项：腰部两侧要舒展。腹部要收紧。呼吸要流畅。

降阶版

上侧腿放在下侧腿前方进行练习。

进阶版

在平地上进行练习。

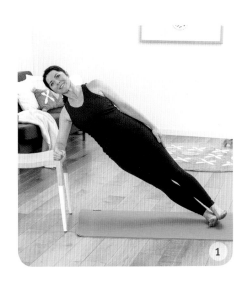

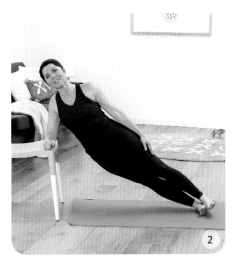

训练模块 4 ~ 10

每完成一次训练就在彩色进度条上做一个心形标记。还可以选择附加练习，使训练内容更加适合你当前的身体需求。

模块 4：稍有难度

- 屈膝练习（见第 92 页），10 ~ 15 次。
- 抬膝练习（见第 105 页），每侧 10 ~ 15 次。
- 深层髋肌练习（见第 106 页），每侧 10 ~ 15 次。
- 肘膝跪练习（见第 94 页），3 ~ 10 秒，5 ~ 8 次。
- 对称坐姿练习（见第 123 页），3 ~ 10 秒，5 ~ 8 次。

附加练习： 从下面各类练习中分别选择一个

- 感受练习：睡莲练习（见第 90 页）、波浪练习（见第 90 页）。
- 灵活性练习：肋骨灵活性练习（见第 85 页）、下背部灵活性练习（见第 86 页）、侧卧转身练习（见第 87 页）、臀部画圈练习（见第 88 页）。

- 全身性练习：90/90 呼吸练习（见第 118 页）。

模块 5：新的挑战

- 滑腿练习（见第 122 页），10 ~ 15 次。
- 蛙臂练习（见第 124 页），10 ~ 15 次。
- 四足支撑练习（见第 121 页），10 ~ 15 次。
- 对称坐姿练习（见第 123 页），桌前，单侧手，3 ~ 10 秒，5 ~ 8 次。
- 站姿盆底肌练习（见第 120 页），10 ~ 15 次。

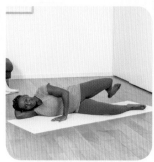
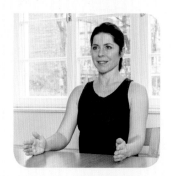

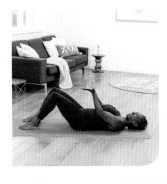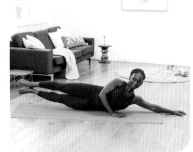

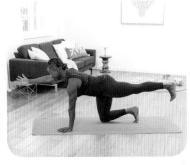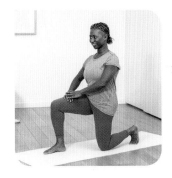

附加练习： 从下面各类练习中分别选择一个

- 感受练习：睡莲练习（见第 90 页）、波浪练习（见第 90 页）。
- 灵活性练习：肋骨灵活性练习（见第 85 页）、下背部灵活性练习（见第 86 页）、侧卧转身练习（见第 87 页）、臀部画圈练习（见第 88 页）、肩胛带灵活性练习（见第 117 页）。

模块 6：增强核心

- 蛙臂练习（见第 124 页），10 ～ 15 次。
- 蛙腿练习（见第 125 页），10 ～ 15 次。
- 侧卧抬腿练习（见第 126 页），10 ～ 15 次。

- 四足支撑练习（见第 121 页），每侧身体 10 ～ 15 次。
- 半膝跪练习（见第 108 页）。
- 下蹲练习（见第 174 页），10 ～ 15 次。

附加练习： 从下面各类练习中分别选择一个

- 感受练习：睡莲练习（见第 90 页）、波浪练习（见第 90 页）。
- 灵活性练习：肋骨灵活性练习（见第 85 页）、下背部灵活性练习（见第 86 页）、侧卧转身练习（见第 87 页）、臀部画圈练习（见第 88 页）、肩胛带灵活性练习（见第 117 页）。

模块 7：日趋精进

- 蛙臂练习（见第 124 页），10 ～ 15 次。
- 蛙腿练习（见第 125 页），10 ～ 15 次。
- 单腿屈膝臀桥练习（见第 130 页），5 ～ 8 次。
- 侧平板支撑练习（见第 128 页），每侧 10 ～ 15 次。
- 半膝跪练习进阶版难度 1（见第 108 页），每侧 5 次
- 单腿站立练习（见第 131 页），每侧 10 ～ 15 次。

附加练习： 从下面各类练习中分别选择一个

- 感受练习：睡莲练习（见第 90 页）、波浪练习（见第 90 页）。
- 灵活性练习：肋骨灵活性练习（见第 85 页）、下背部灵活性练习（见第 86 页）、侧卧转身练习（见第 87 页）、臀部画圈练习（见第 88 页）、肩胛带灵活性练习（见第 117 页）。

模块 8：卓越之战

- 旱地游泳练习（见第 129 页），每侧 10 ～ 15 次。
- 熊爬练习（见第 132 页），10 ～ 15 次。
- 侧平板支撑练习进阶版难度 1（见第 128 页），每侧 10 ～ 15 次。
- 半膝跪练习进阶版难度 2（见第 108 页），每侧 10 ～ 15 次。
- 下蹲练习（见第 174 页），10 ～ 15 次。

附加练习： 从下面各类练习中分别选择一个

- 感受练习：睡莲练习（见第 90 页）、波浪练习（见第 90 页）。
- 灵活性练习：肋骨灵活性练习（见第 85 页）、下背部灵活性练习（见第 86 页）、侧卧转身练习（见第 87 页）、臀部画圈练习（见第 88 页）、肩胛带灵活性练习（见第 117 页）。

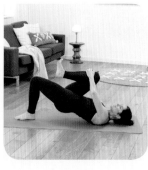
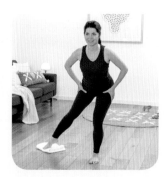
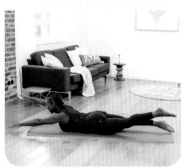
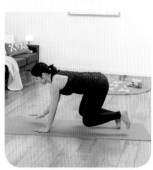

模块 9: 胜利在望

- 熊爬练习进阶版难度 1（见第 132 页），10 ～ 15 次。
- 卷腹练习（见第 127 页），2 ～ 5 次。
- 侧平板支撑练习（见第 128 页），每侧 10 ～ 15 次。
- 半膝跪练习进阶版难度 3（见第 108 页），每侧 10 ～ 15 次。
- 下蹲练习（见第 174 页），10 ～ 15 次。

附加练习: 从下面各类练习中分别选择一个

- 感受练习: 睡莲练习（见第 90 页）、波浪练习（见第 90 页）。
- 灵活性练习: 肋骨灵活性练习（见第 85 页）、下背部灵活性练习（见第 86 页）、侧卧转身练习（见第 87 页）、臀部画圈练习（见第 88 页）、肩胛带灵活性练习（见第 117 页）。

模块 10: 超人妈妈养成记

- 熊爬练习进阶版难度 2（见第 132 页），10 ～ 15 次。
- 侧平板支撑练习进阶版难度 2（见第 128 页），每侧 10 ～ 15 次。
- 半膝跪练习进阶版难度 4（见第 108 页），每侧

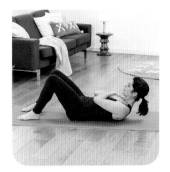
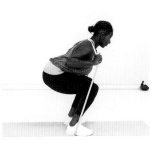

10 ～ 15 次。

- 平板进阶练习进阶版难度 2（见第 134 页），3 ～ 10 秒，8 ～ 15 次。
- 下蹲练习（见第 174 页），10 ～ 15 次。

附加练习: 从下面各类练习中分别选择一个

- 感受练习: 睡莲练习（见第 90 页）、波浪练习（见第 90 页）。
- 灵活性练习: 肋骨灵活性练习（见第 85 页）、下背部灵活性练习（见第 86 页）、侧卧转身练习（见第 87 页）、臀部画圈练习（见第 88 页）、肩胛带灵活性练习（见第 117 页）。

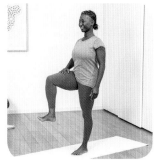
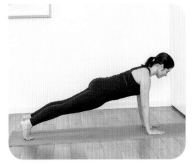

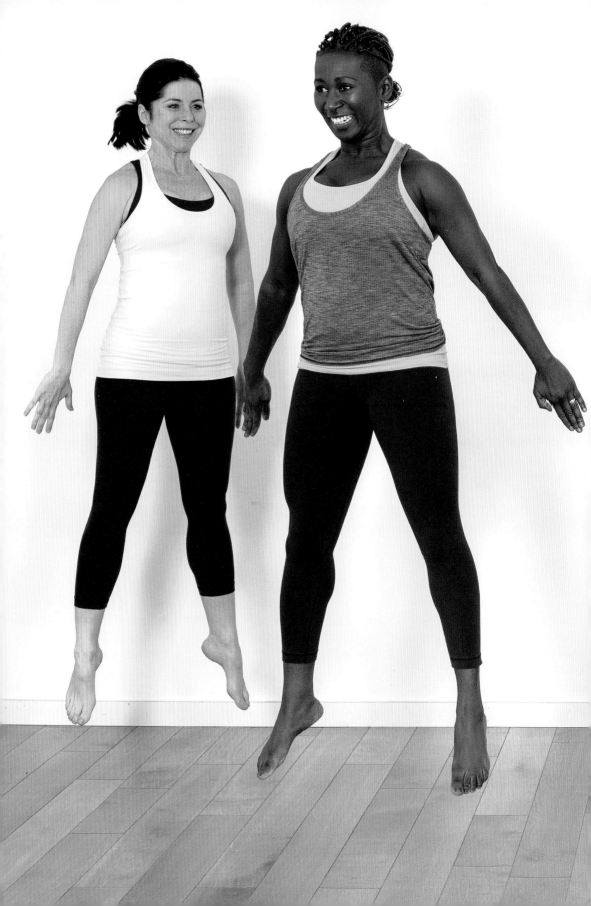

重启常规运动

是时候重新投入常规运动了。本章提供了许多新的练习，能帮你以温和的方式重返运动场和健身房；还提供了许多从实践中得来的经验，告诉你该注意哪些事项。

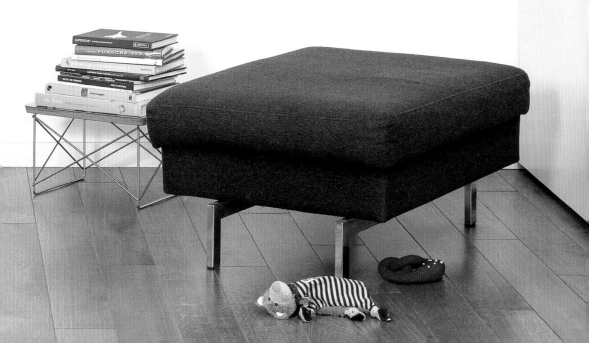

恢复孕前身材

不，现在还不能，应该说还远远不能！要慢慢来。也许发生了改变的不仅仅是你的身体、你的日常生活，还有你的运动偏好。现在，你需要一些全身性训练。

复原期训练完成后该怎么做

现在，你已经完成了复原期训练。也许你会想，我终于可以恢复孕前的运动习惯了。很遗憾，事实并非如此。腹肌的力量在产后 1 年内都是不足的。[39]下面我会再次强调，为什么要等待至少 6 个月（这个时间因人而异，对某些妈妈来说甚至可能长达 12 个月）才可以恢复孕前的运动习惯。当然也有少数妈妈，她们在孕前非常热爱运动，所以她们的产后恢复速度会快一些，这些妈妈可以早一些恢复孕前的运动习惯。

即使已经完成复原期训练，你也要知晓如下情况：

• 如果你正在哺乳，那么你体内的催乳素水平会很高，这会导致你的身体组织仍然是柔软松弛的。如果此时从事高冲击力的运动项目，如跑步、打排球等，身体会缺乏稳定性。

• 如果你已经进行了规律的训练，你的盆底肌力量、耐力和反应能力应该都得到了改善。但如果你现在还处于产后 5 ～ 6 个月的时期，你的盆底承压能力可能还没有恢复到原来的水平。

• 怀孕期间身体受力情况的改变至今仍然存在，关节在承受冲击力的时候可能会严重负荷过度。

• 整个产后恢复过程至少需要 9 个月，也可能长达 2 年，然后你的身体才能恢复到孕前的负荷能力。

• 过早、过高强度的运动会导致尿失禁和（或）盆腔器官脱垂。

尽管如此，你现在还是可以进一步提高训练强度，以促进身体恢复。但是，在准备开展更复杂的练习项目之前，请先完成下面的测试（见第 144 ～ 147 页）。通过这个测试，你能了解自己的身体状况是已经做好了进入新的训练阶段的准备，还是仍需进行 2 ～ 4 周的复原期训练。

如何进行亲子户外运动

你打算重新开启常规运动，并且想带着宝宝一起锻炼吗？现在有很多亲子户外运动课程，它们可以教你如何带着宝宝进行户外运动。这些可以呼吸到新鲜空气的户外课程当然是个很好的补充，也确实对你的身体有些益处。

亲子户外运动不属于产后恢复训练

如果仅仅考虑可以呼吸新鲜空气，我觉得这些课程的形式很好。但妈妈们常把这种课程视作产后恢复训练，这是绝对错误的。我的建议是：在你完成复原期训练后，可以采取这种形式的锻炼，它是"重启常规运动"阶段的一个很好的选择，但是要确保教练具有相关资质。如果用推着婴儿车疾走或慢跑的方式来代替力量训练，你要确保身体姿势是正确的。而且慢跑必须在盆底恢复了一定的承受能力之后方可进行。我必须告诉你，持久性尿失禁是不会通过这样泛泛的运动方式就可以解决的。另外，要在确定你已经不存在腹直肌分离问题后方可开展户外运动课程。

BOOTCAMP[1] 那类健身课程，即使在产后 5～6 个月也不一定适合进行，

尤其是当训练计划中反复出现卷腹和平板支撑动作时。

如何背着宝宝一起锻炼

如果你想用婴儿背带以前抱式的方式背着宝宝进行锻炼，那就很有必要请婴儿背带的销售人员为你调节背带，他们会尽可能地帮你把盆底和肩胛带所承受的负荷降到最低。如果你处于产后3 个月内，即使是低冲击力的运动项目，也会给盆底造成巨大的负荷。宝宝的体重以及怀孕所造成的身体受力情况改变，都是造成负荷过大的原因。这种锻炼方式同样不适合复原期。但当你完成了复原期训练，并且没有诸如盆腔器官脱垂、尿失禁或腹直肌分离等问题时，这种锻炼方式倒是有可能为你和宝宝带来一段美好的亲子时光。另外，产后头半年里（即使在复原期训练结束后），请不要背着宝宝进行运动。

产后普拉提

这部分训练内容能帮你进一步强健身体核心部位。它是一套能使全身得到锻炼的复杂运动方案。在复原期训练结束后进行这种训练，效果非常显著。德国人约瑟夫·普拉提（Joseph Pilates）创建的这套运动方法，是通过提高腹压的方式来锻炼身体核心部位的。没错，如果你想锻炼腹肌，就必须提高腹压。在产褥期和复原期，我们一直都在尽力

---

1 目前风靡美国的一种健身方案。它仿照美国海军陆战队的训练氛围和训练方式，具有强度大、效率高的特点。

能否重启常规运动的测试

即使你现在心头痒痒，并且有足够的时间像孕前一样投入运动（甚至更加追求健康），也请你首先完成下列 3 个测试，评估一下身体恢复情况。

腹直肌分离自我测试

详见第 62 ～ 63 页。

仰卧举腿测试

本测试评估的是双腿交替运动（如行走）时躯干的稳定性。有控制地、慢慢地举起一条腿（可视为摆动腿），同时收紧腹肌，另一条腿（可视为支撑腿）留在地面上，髋关节尽可能保持伸展（这是摆动腿抬起时躯干保持稳定的关键性因素）。理想情况下，举起的那条腿应该垂直于地面，同时腹肌保持紧张。大腿背侧肌肉的伸展性在这个动作中也

起到一定的作用。进行本测试时，可在身旁放一面大镜子。你躺在地上，从侧面观察自己的动作。

起始姿势： 仰卧，双腿伸展，脚尖勾起，双臂置于体侧，掌心向下。

测试方法： 一条腿放在地板上，脚尖始终朝向天花板，另一条腿向上举起。

评分标准：

3 分

● 抬起的那条腿可以垂直指向天花板，另一条腿始终保持在地面上不动（见第 145 页图 1）。

● 核心肌群始终保持绷紧状态。

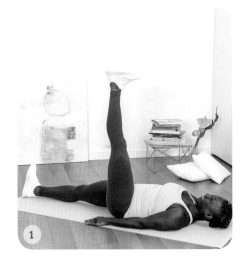 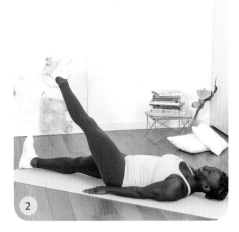

• 后脑始终未离开地面。

2 分

• 抬起的那条腿与地面的夹角为 45 ～ 90 度，另一条腿始终保持在地面上不动（见本页图 2）。

• 核心肌群始终保持绷紧状态。

1 分　抬起的那条腿与地面的夹角最大只能达到 45 度，放在地面上的那条腿无法伸直（见第 146 页图 3）。

0 分　做这个动作时感到疼痛。

得分：＿＿＿＿＿＿

深蹲测试

　　深蹲是一个复杂的动作，需要用到多项身体能力，涉及髋关节、膝关节、踝关节乃至肩关节和胸椎的灵活性，并且躯干必须具备良好的稳定性。本测试可以检测出你身体的左右两侧是否存在差异，你的肩关节、髋关节、踝关节和胸椎是否存在活动受限的问题。

　　进行这个测试需要一根长杆，比如扫帚柄。身旁还需放一面大镜子，并准备一个折叠成长条的运动垫。

　　起始姿势：双腿分开站立，双脚内

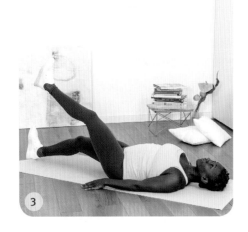

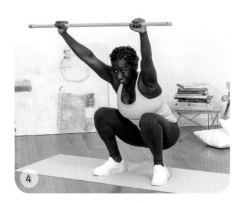

侧间距与肩同宽，脚尖朝前。将长杆放在头上，用双手握住，双手间距以肘关节呈直角为宜。然后伸直双臂，将长杆举过头顶。

测试方法： 慢慢、有控制地往下蹲，脚后跟始终不要抬离地面。蹲到最低点后，再慢慢站起来。

评分标准：

3分　上半身能保持挺直，大腿能低于膝关节；膝关节始终朝向同侧脚趾；手臂保持伸直，长杆一直被举过头顶且与地面保持平行（见本页图4）。

2分　脚后跟需要用折叠起来的运动垫垫高，才能使上半身保持挺直、大腿低于膝关节；膝关节始终朝向同侧脚趾；手臂保持伸直，长杆一直被举过头

顶且与地面保持平行（见第147页图5）。

1分　即使脚后跟已被折叠起来的运动垫垫高，也无法使大腿低于膝关节；膝关节外翻（双腿呈"X"形）；举过头顶的长杆不能与地面保持平行（见第147页图6）。

0分　做这个动作时感到疼痛。

得分：_____

测试结果评估

1.腹直肌分离自我测试结果

0～3分　存在严重的腹直肌分离，建议进行物理治疗，请向经验丰富的专业物理治疗师寻求帮助。

4～5分　存在轻度的腹直肌分离，

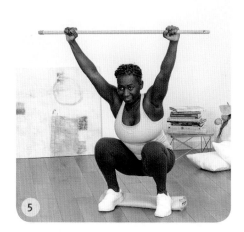

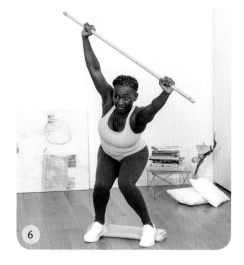

但可以立即重启常规运动。

6～7分　不存在腹直肌分离，可以立即重启常规运动。

腹直肌分离自我测试得分：_____

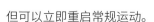

2. 仰卧举腿和深蹲测试结果

0～3分　需再进行2～3周的复原期训练（见第136～139页），然后再次进行测试，结果合格后方可重启常规运动。

4～6分　可以立即重启常规运动。

两项测试总得分：_____

3. 三项测试总得分

0分　请寻求医学上的诊断与治疗。

1～9分　请再进行2～4周的复原期训练（见第138～139页，模块8、9、10）。

10～13分　可以进行下面的普拉提训练。

三项测试总得分：_____

地控制腹压，不让它过高，否则会给盆底肌和腹肌造成沉重的负担。但训练到了现在，我们必须号召大家为提高腹压而努力了。

　　姐妹们，在这里我要强调，普拉提不适合用来进行产后初期的恢复。它会给身体造成太大的负荷，有使身体受伤的风险。普拉提先生设计了 34 个经典的垫上动作和超过 500 个需要使用专门器械的动作，这些动作特别适用于复原期之后的身体锻炼，并且可以针对个人的具体情况进行自由组合。经验丰富的教练会确保练习项目既能挑战你的身体，又不会超过你的身体承受能力。通过练习，你将学会如何对抗重力使身姿挺拔，同时不使关节承受过度负荷。

　　所以说，在考虑复原期之后的运动方式时，普拉提是一个非常好的选择，因为它能以温和的方式强健你的肌肉，不会给关节造成负担。那些精准的、伴

以科学呼吸方式的动作将会给你的身体姿态、力量和灵活性带来持久的、积极的影响。

　　本书下面所提供的练习内容，是一套非常经典的普拉提垫上运动教程。

普拉提训练的几个要点

　　在开始训练前，应先收紧核心部位。非常重要的一点是，你不能仅仅将肚脐向上、向内提起，而要令运动始于骨盆内部。一旦发现腹肌向上隆起，请立刻结束动作，重新开始。

　　通过鼻腔进行流畅的呼吸。最开始时特别重要的一点是，要有意识地进行呼吸，不要让气流停顿。身体绷紧时呼气，身体放松时吸气，这样做有助于更好地控制腹压。吸气时要使胸廓充分扩张，这时腹压会稍稍降低。呼气时气体从肺内排出，身体又会变得紧张起来。

　　肩膀与胸廓的相对位置对于身体的

普拉提——全身性、个性化的运动方式

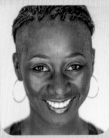

我为什么在复原期训练后选择普拉提作为新的训练方案？因为它是一种特别好的强健身体核心部位、适宜在家开展的运动方式。它是力量与耐力训练的良好补充，肌肉在这种运动中既可得到增强又可获得拉伸。它的练习项目可以因人而异、自由组合，适合各个运动水平的人实施。如果能够精准而流畅地执行各项练习内容，它就能发挥强大的功效。本书的产后普拉提教程是建立在经典普拉提动作的基础上，又根据女性复原期后的身体需求而编制的改良版本。

稳定性和身体核心部位力量的构建非常重要。那些诸如"把肩沉下来""挺起胸膛"之类的指令反而会让你无法保持稳定和获得力量，因为那样做会增加颈肩部的紧张度，使肩关节无法正确吻合，从而导致力量损失和受力不当。

如果将肩膀稍向上抬然后尽量展开，肩胛骨就能更好地贴合于胸廓之上，肩关节也能处于更好的吻合状态。

人体的轴与面

在解剖学上，人体存在着多个轴与面。我们在此聊这些名词，首先是为了让你明确解剖学中关于方向的概念，其次是让你能在练习时采取正确的身体姿势。了解了轴与面，你才能知道身体各关节应该如何精准吻合，身体张力应该如何调节，从而获得稳定性，这是一切运动的基础。

解剖学中有无数假设的、垂直于地面的平面，它们将身体分为左右两部分，这就是"矢状面"。还有无数假设的、垂直于地面的平面，它们将身体分为前后两部分，这就是"冠状面"（又叫"额状面"）。还有无数的"水平面"（又叫"横切面"），它们将身体分为上下两部分。

纵向穿过四肢的轴线对于调整四肢的位置非常重要。参考着纵轴线的方向，你可以将身体摆成正确的姿势，比如屈膝练习中双腿的姿势：双脚间距比髋略宽，双手放在大腿上，膝盖的中心点朝向同侧第 2 脚趾。

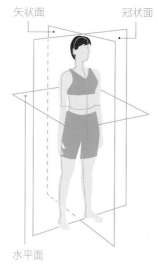

人体的三个基本面

训练中保持正确的身体姿势非常重要，如果膝盖朝内、脚尖朝外，就会使踝关节、膝关节和髋关节受力不当，这迟早会造成身体损伤。

所谓"激活核心肌群"，就是将身体核心部位的肌肉向身体正中线处收缩。

如果我们能将核心肌群向身体正中线处收缩，逻辑上讲，我们也应该能将它们向相反方向拉伸，否则整个身体是僵化的。肌肉的收缩（紧张）和舒张（松弛），这二者对于身体锻炼来说缺一不可。

选择普拉提教练的原则

本书中所列举的经典练习，是我在长达 18 年的职业生涯中，从顾客和患者身上发现的那些效果最好的动作。但这并不意味着其他普拉提动作就是无效的或者效果不好的。

普拉提运动应该总是在教练的指导

下进行，因此，选择教练非常重要。一个受过全面培训的资深教练（培训时长在 100 ~ 600 小时）肯定比一个从周末培训班毕业的菜鸟教练能为你提供更加安全有效的指导。

具体练习

你需要为以下练习准备一个运动垫，某些练习项目还需要一个枕头。

✧"一百次"练习

这个练习的名称之所以叫作"'一百次'练习"，是因为做这个练习你需要伴随着呼吸振动手臂 100 次。这个练习的主要目的是热身，还能锻炼手臂运动时你对躯干的控制能力。

起始姿势：仰卧在垫子中间，双臂置于体侧，两条腿依次屈向胸前，然后并拢（见第 151 页图 1）。

正式练习：

• 深吸气。呼气的同时收紧核心部位。

• 将双臂抬至骨盆高度，膝关节与髋关节均成直角，小腿与地面平行。然后用力地上下振臂，像用打气筒打气一样（见第 151 页图 2）。吸气时振臂 5 次，呼气时振臂 5 次。直到完成 100 次振臂。

注意事项：身体核心部位要保持紧张，呼吸要流畅。手臂振动的幅度要足够大。如果 100 次振臂对你来说强度太大，可以从 20 次开始，逐渐增加次数。如果腹部隆起或两块腹直肌之间有凹陷，请终止练习。

进阶版

如果以上述姿势完成 100 次振臂对你来说很轻松，请按下列顺序一步步提升练习难度。

难度 1 抬起上半身，膝关节与髋关节均成直角，小腿与地面平行，然后用力地上下振臂（见第 151 页图 3）。

难度 2 抬起上半身，双腿伸直并垂直于地面，然后用力地上下振臂（见第 151 页图 4）。

难度 3 抬起上半身，双腿伸直并与地面成 45 度角，然后用力地上下振臂。

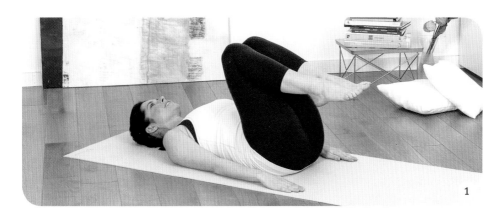

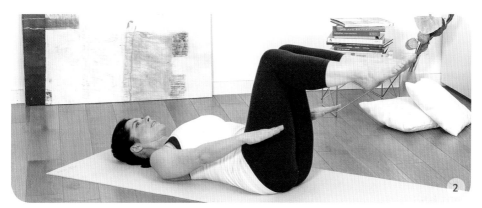

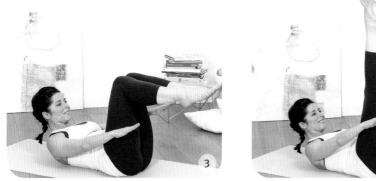

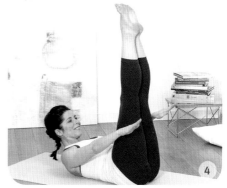

◇ 半程卷落—半程卷起练习

本练习可以让你掌握如何令骨盆独立于大腿进行运动，还具有灵活脊柱、强健腹肌的作用。

衔接动作： 从上一练习的仰卧位改为侧卧位，然后坐起。

起始姿势： 双膝支起，双脚牢牢地踩住地面，上半身保持直立，双手放在大腿背侧近腘窝处，肘关节稍屈，指向身体外侧，肩关节位于骨盆正上方，目视前方（见本页图1）。

正式练习： 深吸气。呼气的同时收紧核心部位。向后倾斜骨盆，使上半身重量落在臀部坐骨结节的后方。身体继续向后卷落，直到肘关节伸直（见本页图2），停留在此处进行3次呼吸。然后在呼气的同时将椎骨逐节地重新卷起，上半身回到起始位置。重复上述过程5～8次。

注意事项： 卷落的最低点为肘关节伸直时。卷落过程中想象身体一直在延展。运动配合着呼吸。腹肌和盆底肌要绷紧。白线处既不应隆起也不应下陷。

说明： 吸气时肌肉的紧张度会有所下降，呼气时又会上升。

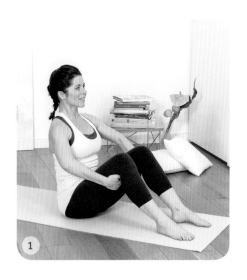

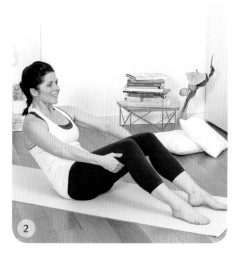

✧ 单腿画圈练习

本练习可通过腿部姿势的变换来锻炼骨盆的稳定性。

衔接动作: 从上一练习结尾开始,逐节椎骨地卷落,使上半身回到垫子上,形成仰卧位。

起始姿势: 仰卧,双膝支起,双脚牢牢地踩住地面,间距与髋同宽,双臂置于体侧,一条腿抬至胸前,然后向上举起、伸直(见本页图1)。

正式练习:

• 举起的这条腿越过身体正中线,向对侧肩膀方向移动(骨盆保持在地面上不要抬起)。然后这条腿向头顶方向(最大45度)移动,再移动到身体外侧一肩宽处(见本页图2),最后回到竖直上举状态。精确地重复这个过程4次。再将各个位置连接起来,流畅地画圈4次。

• 换相反方向。先将举起的腿移动至身体外侧一肩宽处,然后移向头顶方向(最大45度),再越过身体正中线移向对侧肩膀方向,最后回到竖直上举状态。精确地重复这个过程4次。再将各个位置连接起来,流畅地画圈4次。

• 换另一条腿进行同样的练习。

注意事项: 保持呼吸流畅和骨盆固定不动。双臂始终置于体侧,并微微用力下压地面。

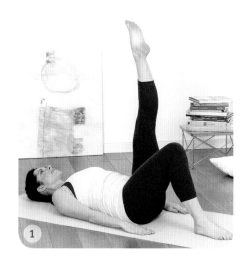

1

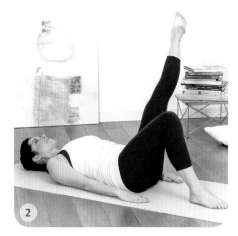

2

✧ 滚动如球练习

这个练习可以强健腹肌，改善身体平衡，按摩脊柱。

衔接动作： 从上一练习的仰卧位转成侧卧位，然后坐起。在垫子上向前移动身体，坐在接近垫子尾端的位置上。

起始姿势： 双手放在大腿背侧近腘窝处，将双膝拉至胸前。双脚离开地面，上半身重量落在臀部坐骨结节的后方。双脚尽量靠近臀部，脚背绷起，目光投向脚的方向（见本页图1）。

正式练习： 向后倾斜骨盆，使整个身体后滚至肩胛骨贴到垫子上（见本页图2），然后再向前滚动，将上半身抬离垫子。重复上述过程5～8次。

注意事项： 如果颈肩部有不适感，请不要做这个练习。后滚至肩胛骨落在垫子上即可，头部绝对不要碰到垫子。

进阶版

起始姿势中，将脚后跟尽量靠近臀部，然后用双手握住双侧踝关节。

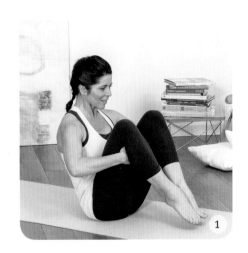

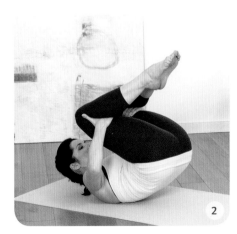

✧ 单腿伸展练习

本练习能强健身体核心部位，拉伸下背部，增强身体的协调性。

衔接动作：从上一练习的坐姿放下双脚，然后侧着躺下，再转换成仰卧位。双膝一前一后屈向胸前。双手抱住一条腿的膝盖下方，肘关节指向身体外侧。

起始姿势：将头部和肩部从垫子上抬起，没被抱住的那条腿伸向天花板，双手牢牢固定住屈起的那条腿（见本页图1）。

正式练习：深吸气。呼气的同时收紧核心部位，并将屈起的那条腿拉得更贴近胸部。再次吸气时，将伸展的那条腿屈向胸前，原本屈起的那条腿伸展，指向天花板。再次呼气时，将当下屈起的那条腿拉得更贴近胸部。如此重复，每条腿伸展5～8次。

注意事项：肘关节要一直指向身体外侧。骶骨不要离开垫子。收紧核心部位。上半身不能左右歪斜。

降阶版

头放在垫子上进行上述练习。

进阶版

起始姿势中，伸展的那条腿伸向前下方，与地面成45度角。一只手握在屈起的那条腿的踝关节上，另一只手放在该腿的膝关节上（见本页图2）。

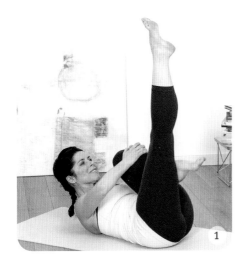

1

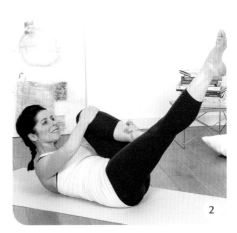

2

✧ 双腿伸展练习

本练习能强健腹肌，改善身体的协调性。

衔接动作： 从单腿伸展的姿势变为双腿均屈向胸前，头部放回到垫子上。

起始姿势： 双手抱住小腿上端，肘关节指向身体外侧，上半身卷起，头部和肩部抬离垫子。

正式练习： 深吸气。呼气的同时收紧核心部位。再次吸气时，伸展双臂，双腿并拢举向天花板（见本页图1）。再次呼气时，双臂画大圈落下（见本页图2），双膝屈向胸前，双手重新抱住小腿上端。重复上述过程5～8次。

注意事项： 保持核心部位的收紧状态。臀部不要离开垫子。手臂运动的时候，肩膀不要与胸廓发生相对位移（前伸、后缩或上抬、下抑）。

降阶版

头放在垫子上进行上述练习。

进阶版

正式练习中，腿和手臂向前伸出，均与地面成45度角。

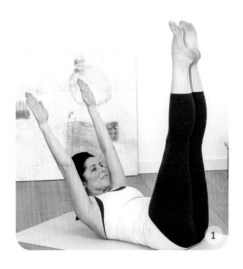

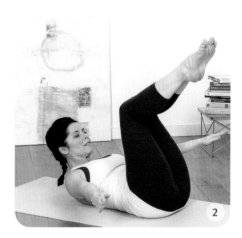

✧ 剪刀腿练习

双腿的剪刀式运动能增强躯干的稳定性，强健腹肌，并使腿背侧的肌肉得到拉伸。

衔接动作：双腿从上一练习的伸展姿势改为屈向胸前，头部落回到垫子上。

起始姿势：上半身卷起，头部和肩部抬离垫子，肩胛下角以下的部位留在垫子上，双手抱住一侧小腿，双腿同时向上伸展，肘关节指向身体外侧（见下图）。

正式练习：将被抱住的那条腿拉向胸前 2 次，同时另一条腿向相反方向伸出 2 次。左右交换，做同样的动作。每条腿重复上述过程 5 ~ 8 次。

注意事项：保持呼吸流畅。骶骨不要离开垫子。保持上半身稳定和居中，双腿始终在身体正中线附近做剪刀运动，不要分开很远。如感到背部疼痛，请停止练习。

降阶版

头放在垫子上进行上述练习，膝关节可以微屈。

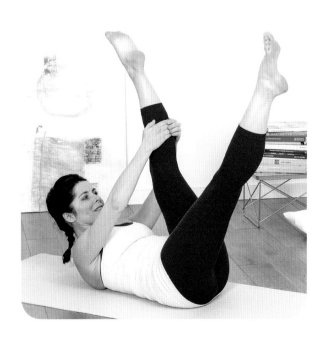

✧腹斜肌交叉伸展练习

本练习不仅能锻炼腹斜肌，还能提高胸椎的灵活性，并进一步提升身体的协调性。

衔接动作：从上一练习的剪刀腿姿势将双膝拉回胸前，头放回垫子上。

起始姿势：双手放在脑后，收紧核心部位，上半身卷起，肩胛下角以下部位留在垫子上，双腿抬起，髋关节与膝关节均成 90 度角，上半身转向一侧（见本页图 1）。

正式练习：想象着要将自己的一侧肩膀靠近对侧髋骨，转动上半身，然后回到中立位。换边重复上述动作。每侧身体重复上述过程 4 ～ 8 次。

注意事项：骶骨不能离开垫子。始终保持上半身卷起。头颈部不要发力。

降阶版

腿部姿势同上，但将上半身完全放回垫子上，左手用力向右脚方向推右侧大腿（见本页图 2），右侧大腿则对抗着推力保持不动。坚持这个状态 3 ～ 10 秒。

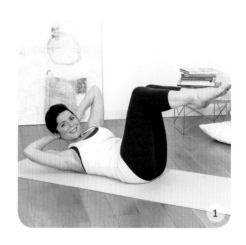

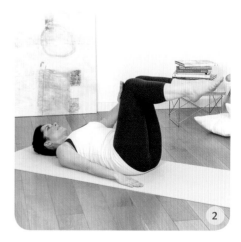

✧ 坐姿脊柱前伸练习

本练习能拉伸身体侧面的肌群，并能锻炼脊柱的灵活性。

衔接动作：从上一练习的最后姿势将头放回垫子上，转成侧卧位，再坐起。

起始姿势：身体坐直，双腿向前伸出，双脚间距比垫子略宽，脚尖勾起，脚后跟用力下压，双臂平举，间距与肩同宽（见本页图1）。

正式练习：吸气时舒展上半身，使身体两侧拉长。呼气时收紧核心部位，然后慢慢俯下上半身，头顶朝向垫子方向、鼻子朝向肚脐方向、下巴朝向胸骨方向移动（见本页图2）。吸气，重新挺直上半身。重复上述过程5～8次。

注意事项：重新挺直上半身时要将上半身重量落到坐骨结节上。保持身体核心部位和大腿内侧的紧张。双腿保持伸直状态，从上半身挺直的姿势开启整套动作。

降阶版

将一个垫子或叠成小块的床单垫在臀部下面，以抬高骨盆。然后将身体各部位摆成与上面相同的起始姿势，进行上述练习。

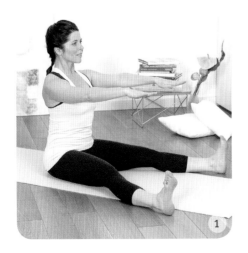

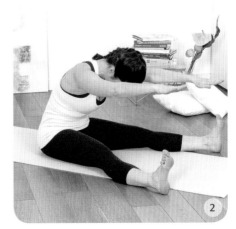

✧ 锯式练习

这是一个难度较高的练习，脊柱需要同时进行旋转和屈曲，你必须在拉伸体侧肌群的同时收缩腹肌，才能使脊柱稳定。

起始姿势：与上一练习相似，只是手臂改为向两侧伸展，但要保持在你的视线范围内（见本页图1）。

正式练习：吸气，舒展身体。呼气的同时收紧核心部位，然后向右转身，无法继续旋转时，将左手小指伸到右脚小趾旁，视线投向位于身体后方的那只手（见本页图2），然后将上半身向右前方小幅度地拉动3次。最后重新挺直上半身，回到中立位。换另一侧重复上述过程。

注意事项：两侧臀部均不能离开地面。保持呼吸流畅。核心部位要始终收紧，身体要保持舒展状态。

降阶版

将一个垫子或叠成小块的床单垫在臀部下面，以抬高骨盆。然后将身体各部位摆成与上面相同的起始姿势，进行上述练习。

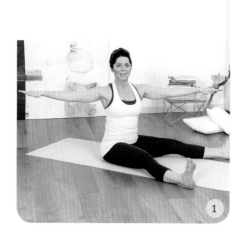

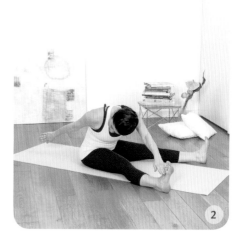

✧ 天鹅预备式练习

本练习能强健背肌，稳定骨盆和下背部。

衔接动作：从上一练习的最后姿势转为俯卧位。

起始姿势：俯卧，双手交叠，掌心向下垫于额下，双腿伸展，双脚间距与髋同宽，脚背朝向地面，骶骨向脚后跟方向延伸，保持全身舒展（见本页图1）。

正式练习：吸气的同时拉伸身体两侧，使全身更加舒展。呼气的同时收紧核心部位，然后抬起上半身，幅度以胸骨下端仍留在垫子上为宜（见本页图2）。然后将头和肩放回垫子上。

注意事项：腹部不能用力下压，抬起上半身时腹肌仍要保持收紧状态。臀肌要放松。耻骨联合要牢牢地贴在垫子上。

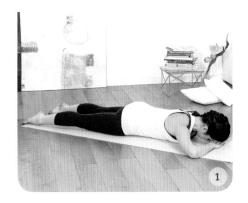

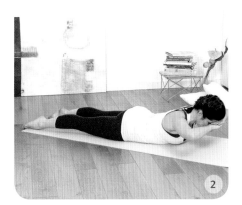

✧ 肩桥练习

本练习能提高脊柱的灵活性，锻炼大腿背侧和臀部的肌肉，增强骨盆的稳定性。

衔接动作：从上一练习的俯卧位改为仰卧位。

起始姿势：仰卧，双膝支起，间距与髋同宽，脚后跟靠近臀部，脚尖微微向内偏转，手臂置于身体两侧（见本页图1）。

正式练习：深吸气。呼气的同时收紧核心部位，然后自下而上逐节椎骨地抬起躯干，使膝关节、髋关节和肩膀之间构成一条直线（见本页图2）。再次吸气。呼气的同时，自上而下逐节椎骨地将躯干放回垫子上。

注意事项：保持骨盆处于一定高度和脊柱的充分伸展。臀肌可以用力，但不能紧紧地夹在一起。

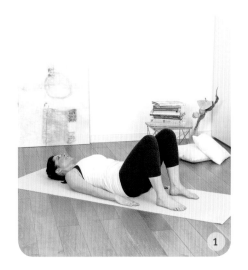

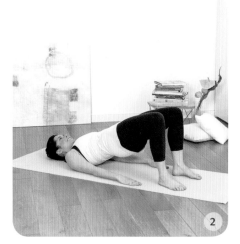

✧ 侧踢练习

本练习能强健髋肌，增强一条腿运动时骨盆的稳定性。

衔接动作： 从上一练习的仰卧位改为侧卧位。

起始姿势： 侧卧，后脑与垫子后缘平齐，下侧手臂向头顶方向伸出，头枕在上臂上，上侧肩关节位于下侧肩关节的正上方，上侧髋关节位于下侧髋关节的正上方，下侧髋关节屈曲成45度角，下侧腿向垫子前缘伸出，上侧手臂支在胸前，上侧腿伸直，并抬至与上侧髋骨等高（见本页图1）。

正式练习： 上侧腿向前踢出，髋关节前屈的角度首先达到45度，再达到90度，然后向后收回（见本页图2）。准确地重复上述过程4次。然后以同样的动作、同样的精准度连贯地重复4次。换另一侧重复上述过程。

注意事项： 踢腿时尽量保持骨盆固定不动。上侧腿要一直保持在与上侧髋关节平齐的高度。呼吸要流畅。

进阶版

下侧手放在后脑上进行上述练习。

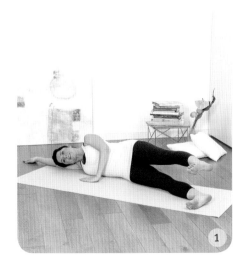

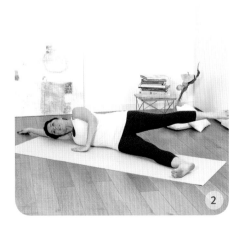

✧ 前锯肌俯卧撑练习

本练习是一项全身性练习，它能使胸椎变得灵活，肩胛部位的肌肉得到激活，还能使核心肌群变得更强健。

衔接动作：从上一练习的侧卧位改为平板支撑姿势。

起始姿势：前臂贴在地面上，肘关节位于同侧肩关节正下方，双膝微屈并抬离垫子，间距与髋同宽，双脚支起，脚趾蹬地（见本页图1）。

正式练习：深吸气。呼气的同时收紧核心部位，胸部向下沉（见本页图2）。然后抬起胸部，使肩胛骨重新贴合到胸廓上。

注意事项：保持下背部稳定和身体核心部位紧张。视线投向垫子前缘。如果感觉下背部疼痛，请立刻将膝盖放回到垫子上。呼吸要保持流畅。

进阶版

进行双腿完全伸直的前锯肌俯卧撑练习。

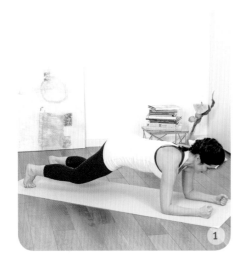

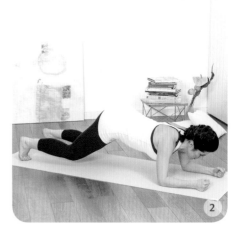

✧普拉提式俯卧撑练习

普拉提式俯卧撑是普拉提经典垫上运动的最后一个动作，是向站姿动作的过渡。

衔接动作：从上一练习的平板支撑姿势变为四足支撑式。

起始姿势：将两条腿依次向后伸直，变成肘部伸直的平板支撑姿势（见本页图1）。

正式练习：

• 肘关节屈曲，身体下沉，直到完全落到垫子上（见本页图2）。然后将肩膀撑起，身体向两侧伸展，肩膀充分打开，肘关节指向身体外侧。

• 深吸气。呼气的同时绷紧臀部，将膝部和骨盆都抬离垫子，形成类似平板支撑的姿势（见本页图3）。（降阶版：膝部不离开垫子，做跪姿平板支撑。）

• 臀部举向天花板，身体形成倒"∨"字（见本页图4）。双手向脚的方向移动至手臂与地面垂直（见本页图5）。膝关节微屈，脊柱自下而上逐节卷起，直到形成直立姿势（见本页图6）。

说明：将上述第1和第2步重复进行，即为俯卧撑动作。如无法完成这个动作，可以保持在第2步的平板支撑姿势若干秒，然后进行第3步。

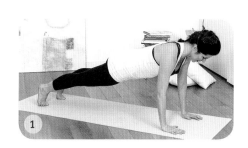

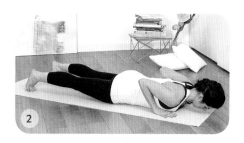

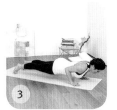

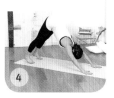

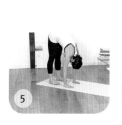

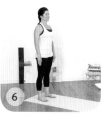

针对耐力训练和健身爱好者的训练方案

耐心摸索身体的承受能力，接受专业的指导与帮助，那么，跑步和健身训练一样可以起到强健身体、促进健康的作用。

如果你热爱跑步并且在怀孕期间仍然坚持这项运动，如果你极度渴望重新踏上跑道，不想再慢吞吞地散步，我来教你如何重启跑步运动。你可以选择适合自己的速度、距离、时长和场地（平地或山地），制订一个完全个性化的训练计划。但是，你要考虑如下因素：你的身体状况和怀孕前大不一样了；你有可能睡眠不足；一边照顾宝宝一边坚持运动并不是一件容易的事情……请认真审视你的身体状况和需求。

总的来说，每天进行 20 ~ 30 分钟强度适当的运动对身体非常有益，能有效避免肥胖，增进健康；如果是耐力训练，则对心血管系统还大有好处。[40]

复原期训练结束后，我推荐你采用如下耐力训练项目：

- 骑自行车；
- 游泳；
- 踩椭圆机；
- 健走或越野行走。

因为盆底肌和腹肌的力量仍然不足，所以产后 1 年内我不推荐进行跑步或其他高冲击力的运动项目。

如何判断运动是否处于有氧范围

为了使你了解正在进行的运动是否处于有氧范围（运动时吸入的氧气是否能够充分满足肌细胞的有氧呼吸需求），这里给出了 3 种自我检测方法。

第一种方法是说话测试[41]。如果你一边运动一边能轻松地说话，那就是在进行有氧运动。一旦你出现上气不接下气的情形，就进入无氧运动模式了。

第二种方法是使用《博格主观疲

劳程度量表》[1]。如果你的疲劳度得分为 12 ～ 14 分，那么你进行的运动就是有氧运动。

博格主观疲劳程度量表

分数	主观疲劳程度
6	不疲劳
7	极其轻松
8	
9	很轻松
10	
11	轻松
12	
13	有点吃力
14	
15	吃力
16	
17	很吃力
18	
19	极其吃力
20	

第三种方法是使用心率表来测量即时心率[2]。在专业体育用品商店里，你可以买到各种款式、各种功能的心率表。

如何开始跑步

这里我用一个例子来教你在复原期训练结束后如何开始跑步。但是这个例

子里的训练强度被有意降低了，因为它针对的是刚开始跑步和（或）以前很少运动的女性朋友。对于运动经验丰富的运动爱好者和运动员来说，这个训练强度太低，你需要根据个人情况进行调整。

开始时步行 5 ～ 10 分钟，从慢速到正常速度。然后将步行时间增加到 15 ～ 20 分钟（正常匀速），之后每一周的每次步行时间增加 5 分钟，直至达到 30 分钟。需要注意的是：首先，步行过程中不能有尿失禁现象发生。其次，如果身体有疼痛感，需要将运动强度下调。最后，如果有头晕现象发生或者感到身体协调性下降，也说明身体正在超负荷运动，请降低运动强度。如果症状在一段时间后没有自行消失，请务必寻求妇科专家和（或）盆底治疗专家的帮助。

当你想要开始跑步的时候，可以先跑半分钟到 1 分钟，然后步行几分钟，再跑半分钟到 1 分钟。这样重复 3 ～ 5 次后，再慢慢延长跑步时长。注意：跑步时不能有盆底坠胀、尿失禁和疼痛现象的发生。

就这样，通过逐渐缩短步行时间和延长跑步时间，你可以渐渐地提高训练强度。你还可以提高跑步速度，或将平地跑改为山地跑。从开始跑步到完成 1 千米跑，有的妈妈需要 3 个月，也有的妈妈需要一整年。重要的是，不要让运动给你造成负担。

---

1 由瑞典心理学家贡纳尔·博格（Gunnar Borg）创立，1998 年最终修订。
2 一般来说，当心率处于最大心率的 60% ～ 85% 时为有氧运动。最大心率 =220 － 运动者年龄。

走进健身房

本小节是针对打算到健身房去运动的妈妈们的一些建议。如果你在孕前已经是某个健身房的会员，复原期训练结束后自然可以继续去那里健身，你的教练可能已经为你准备好了产后健身方案。又或许，你现在刚刚打算成为某家健身房的会员。

怀孕后乃至复原期结束后进行力量训练对健康是非常有益的，可以降低骨质疏松的发生风险，减少身体受伤的可能，并且由于力量增加、协调性改善，可以使妈妈们能更轻松地应付日常事务。力量训练还能消除背部疼痛。[42] 目前已有证据表明，力量训练并不会必然导致大腿变粗。我之所以提到这一点，是因为许多姐妹都有这个顾虑。事实上，随着年龄的增长，人的肌肉量会自然下降[43]：从 30 岁起，每 10 年我们的肌肉量就要减少 3% ～ 8%；60 岁之后，每 10 年肌肉量会减少 10% 以上。[44] 而力量训练可以对抗肌肉量的减少。最后一点，也是很重要的一点，是，强健的身体会带来更好的身体感受。

如果需要教练为你制订一个复原期后的训练计划，你要先弄清楚你的教练是否了解女性在复原期后的运动需求，因为他们并不一定具备这个能力。通常来说，教练们并不会从常规的健身教练培训中获得这方面知识，而是需要进行专门的进修。与教练讨论你的锻炼目标，

如果有分娩损伤或身体活动受限的情况，都要让他们知晓，你们要共同制订一个适合你现在运动能力和身体状况的训练计划。

听起来再诱人的 BOOTCAMP 健身训练营对产后 6 个月的你来说也未必是正确的选择。"梅花香自苦寒来""有志者事竟成"这种格言，只适用于科学的、适合你个人情况的训练计划。

强壮是苗条的新概念

每次去健身房锻炼身体时，我总是忍不住发问：为什么那么多女士选择坐在内收外展训练机上？如果你想拥有线条优美的腰胯部，这种机器根本起不到什么作用。你应该选择真正的力量训练（我是指那种你最多只能举起 6 次的重量）。这样的训练才能消解你的身体脂肪，促进你的新陈代谢。[45]

这是为什么呢？一般情况下，慢肌纤维（力量小、工作时间长、主要作用是维持身体姿势的肌纤维）在身体活动时是首先被激活的，然后根据身体需要，快肌纤维（力量大、工作时间短的肌纤维）才加入进来。不进行力量训练的话，快肌纤维会渐渐萎缩。你可能会想："那又怎么样？我又不想练健美。"但事实并非如此，上了年纪后，快肌纤维对于预防摔倒非常重要。越多的快肌纤维被调动起来，我们身体的力量和反应能力就越强。如果你总是不激活这部分肌纤

维，它们会在衰老的过程中首先退化。[46] BOOTCAMP 健身训练营和高强度间歇训练（HIT）虽然能使你流汗，但不能帮你增强力量。

在你打算开始力量训练的最初阶段，我并不鼓励你立刻采取"最大力量训练法"，那需要你和经验丰富的教练好好地进行规划。你应该先认认真真地练习深蹲、硬拉、卧推、过头举等基础性动作，并且根据你的体重选择合适的器械来完成这些基础性练习。

你的力量训练方案

下面给出的示范将教你如何开启力量训练。理想情况下，你应该在教练的引导下完成一个入门测试，然后量身定制一个个人训练计划。

训练开始时可以先进行 2 ～ 3 个灵活性练习，比如胸椎灵活性练习和髋关节灵活性练习。然后要想激活相应的肌肉，使身体为接下来的负重训练做好准备，单腿屈膝臀桥和半膝跪是非常好的选择（见第 172 页）。要想激活深层髋肌和肩胛带肌群，可以选择那些使用迷你弹力带的练习（见第 173 页）。

然后就要进入真正的力量训练部分了。选择一根长的弹力带，准确地完成第 174 ～ 175 页的练习动作 5 ～ 8 次。弹力带的选择标准是既要让你必须用力，又不能给你的身体造成过度负荷。你的《焦点量表》测试结果，应该处于 7 ～ 8 分的程度，而不是 5 ～ 6 分。练习动作应在有资质的教练指导下进行。

注意事项：任何时候都不应出现盆底坠胀、腹肌隆起或白线下陷等现象。如果出现这些情况，请终止训练。

结束语

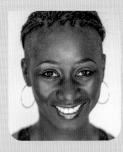

你们在这本书中读到的产后恢复方法，是女性用来强化自身的无数方法中的一种。你们的幸福和健康对我来说很重要。我深深懂得作为母亲的苦与乐，我们爱孩子，心甘情愿为他们付出所有，甚至常常忘记了自己。通过这本书，我想鼓励你们善待自己的身体，为自己的身体核心重新赢得稳定和健康！

尤利亚娜

准备活动：筋膜的放松和灵活性练习

良好的准备活动是成功的一半。下列练习能使你的身体变得更加灵活、敏感。你可以完成全部练习，也可以只挑选其中的一部分项目进行练习。请注意保持身体姿势的正确。

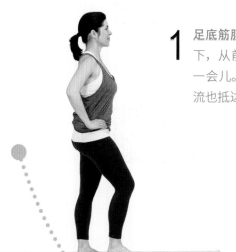

1 **足底筋膜的放松：**直立站好，将一个筋膜轮放在脚下，从前向后滚动它。在感觉不舒服的地方多滚一会儿。将注意力集中在足底，想象着呼吸的气流也抵达这里。每只脚放松 1～2 分钟。

2 **臀肌的放松：**坐在地上，双膝支起，手臂撑于体后，间距与肩同宽，一只脚搭在另一侧大腿上。将一个筋膜球放在抬起的那条腿的同侧臀部下方。在保持呼吸流畅而深入的同时，让筋膜球在你感觉不舒服的位点处来回滚动，直到该处变得舒服为止。

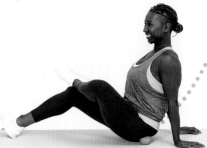

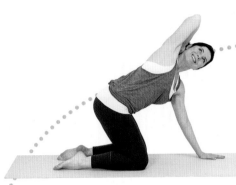

3 **胸椎灵活性练习**：先摆成四足支撑式，然后将一只手放在颈后部。臀部向脚后跟方向推移，躯干转向手臂抬起的那一侧。然后回到起始姿势，双肩连线重新变为水平。每侧身体重复上述过程5～10次。

4 **深蹲转体**：完全蹲下，双脚间距大于髋部。在身前的地板上放一个瑜伽球或泡沫辊。将一只手放在上面，以保持身体平衡。然后将另一只手举向天花板，躯干转向手臂举起的那一侧。每侧身体重复上述过程5～10次。

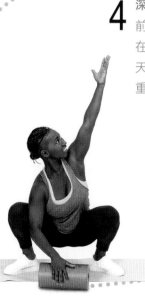

肌肉激活练习

肌肉的激活非常重要。因为在怀孕后，臀部、腹部和颈肩部的肌肉往往会变得薄弱无力，不能充分执行它们的功能。练习过程中要注意保持身体姿势的正确。

1 单腿屈膝臀桥：这个动作你已经在复原期训练（见第 130 页）中学习过。仰卧，双膝支起，双脚间距与髋同宽，然后将一条腿抱在胸前。呼气的同时收紧核心部位，慢慢抬高臀部，待肩、骨盆和膝成一条直线后，保持这个姿势 5 ～ 8 秒，然后将臀部放回垫子上。每侧身体重复上述过程 3 次。

2 半膝跪：身体摆成半膝跪姿势，前侧腿的髋肌因此得到拉伸。骨盆保持在中立位，想象着前脚的脚后跟被拉向骨盆。有意识地收紧臀部。如此姿势坚持至少 20 秒。每侧身体重复上述过程 5 次。

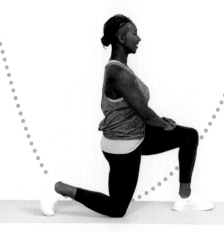

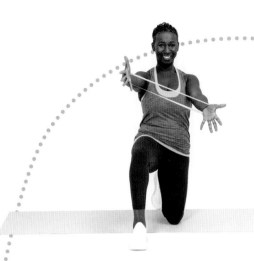

3 肩胛带的激活：身体摆成半膝跪姿势。将迷你弹力带绕在双侧手腕上，向前伸直双臂，拉紧弹力带。先分别向 2 点钟、10 点钟、5 点钟和 7 点钟方向移动手臂，再令手臂 360 度画圈。重复上述过程 5 次。

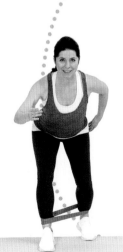

4 怪兽行走：将迷你弹力带绕在双侧脚踝上。双脚分开，间距略宽于髋部。向后撅起屁股，微微屈起膝盖。先向前走 20 步，再向后退 20 步。

力量练习

选择一条弹力适中的弹力带。练习的关键是保持呼吸的流畅和身体核心部位的收紧。呼气时发力，吸气时放松。

1 下蹲：双脚踩在弹力带上站好，将弹力带绕过颈部，双手握紧它，后背保持挺直，臀部向后送出，胸部向膝盖方向靠近，直到大腿与躯干和与小腿的夹角均小于 90 度。然后收紧核心部位，双腿发力，呼气的同时将身体直立起来。整个过程重复 8 ～ 12 次。

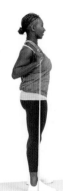

2 硬拉：先在不使用弹力带的情况下练习这个动作。这个动作由髋关节的伸展来实现，要求身体具有良好的协调性和灵活性。双脚踩在弹力带上，双手在膝盖高度处抓紧弹力带。双膝微屈，背部挺直。呼气的同时伸展髋关节，将身体直立起来。整个过程重复 8 ～ 12 次。

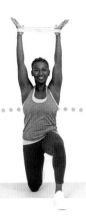

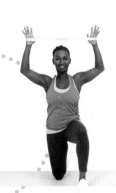

3 跪姿拉背：身体摆成半膝跪姿势。将迷你弹力带绕过双侧手腕，双臂伸直举过头顶。先吸一口气，然后在呼气的同时屈起肘关节，将弹力带向外、向下拉开。再次吸气，伸直手臂。整个过程重复 8 ～ 12 次。

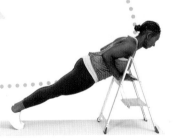

4 高位俯卧撑：面前放一个小板凳、小梯子或者沙发，也可以是一张桌子。双手撑在上面，身体摆成俯卧撑的起始姿势。三拍下，一拍上。撑起时肘关节伸直，但不能过伸。整个过程重复 8 ～ 12 次。

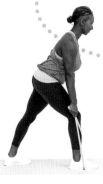

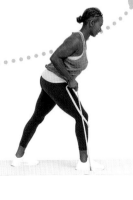

5 俯身划船：身体摆成前弓步姿势。前脚踩住弹力带，前膝微屈，上半身前倾。双手在膝盖高度处抓紧弹力带。然后在呼气的同时双手向上将弹力带拉至髋关节高度。整个过程重复 8 ～ 12 次。

附录

爱丁堡产后抑郁量表

请在下表中选择最能反映你过去 7 天感受的选项。

过去 7 的感受	分值
1. 我能看到事物有趣的一面，并笑得很开心。 （1）同以前一样多。 （2）没有以前那么多。 （3）比以前少很多。 （4）完全不能。	0 1 2 3
2. 我欣然期待未来的一切。 （1）同以前一样多。 （2）没有以前那么多。 （3）比以前少很多。 （4）完全不能。	0 1 2 3
3. 出错时，我会不必要地责备自己。 （1）大多数时候这样。 （2）有时候这样。 （3）偶尔这样。 （4）完全没有。	3 2 1 0
4. 我无缘无故感到焦虑和担心。 （1）完全没有。 （2）偶尔这样。 （3）有时候这样。 （4）大多数时候这样。	0 1 2 3
5. 我无缘无故感到害怕和惊慌。 （1）大多数时候这样。 （2）有时候这样。 （3）偶尔这样。 （4）完全没有。	3 2 1 0
6. 很多事情冲着我而来，使我透不过气。 （1）大多数时候这样。 （2）有时候这样。 （3）偶尔这样。 （4）完全没有。	3 2 1 0

续表

过去 7 的感受	分值
7. 我很不开心，以至失眠。 （1）大多数时候这样。 （2）有时候这样。 （3）偶尔这样。 （4）完全没有。	3 2 1 0
8. 我感到难过和悲伤。 （1）大多数时候这样。 （2）有时候这样。 （3）偶尔这样。 （4）完全没有。	3 2 1 0
9. 我不开心到哭。 （1）大多数时候这样。 （2）有时候这样。 （3）偶尔这样。 （4）完全没有。	3 2 1 0
10. 我想过伤害自己。 （1）大多数时候这样。 （2）有时候这样。 （3）偶尔这样。 （4）完全没有。	3 2 1 0
得分	

参考文献

[1] Anthuber, C., Dannecker, C. und Hepp, H.: Vaginale Geburt: Morphologische und funktionelle Veränderungen am Beckenboden, Einfluss auf den Blasenverschluss und die Analsphinkterfunktion. Der Gynäkologe. 2000, Bd. 33, S. 857–863.

[2] Heller, Angela: Geburtsvorbereitung Methode Menne-Heller, Thieme, 1998, S. 43

[3] Dumoulin, C.; Hay-Smith, J.; Mac Habée-Séguin, G.: Pelvic floor muscle training versus no treatment, or inactive control treatments, for urinary incontinence in women. www.ncbi.nlm.nih.gov/pubmed/24823491

[4] Mørkved, Siv, et al.: Pelvic floor muscle training during pregnancy to prevent urinary incontinence: a single-blind randomized controlled trial. Obstetrics & Gynecology, 2003, 101. Jg., Nr. 2, S. 313–319.

[5] Woodley SJ, Boyle R, Cody JD, Mørkved S, Hay Smith EJC: Pelvic floor muscle training for prevention and treatment of urinary and faecal incontinence in antenatal and postnatal women. Cochrane Database of Systematic Reviews 2017, Issue 12. Art. No.: CD007471. DOI: 10.1002/14651858.CD007471.pub3. www.ncbi.nlm.nih.gov/pubmed/23076935

[6] Derra, Claus: Progressive Relaxation: Neurobiologische Grundlagen und Praxiswissen für Ärzte und Psychologen, Springer, 2017, S. 65

[7] Tanzberger, Renate; Baumgartner, Ulrich; Kuhn, Annette; Möbs, Gregor: Der Beckenboden – Funktion, Anpassung und Therapie, Urban & Fischer, 2013, S. 15 ff.

[8] Bø, Kari; Mota, Patricia; Pascoal, Augusto Gil: Diastasis Recti Abdominis in Pregnancy and Postpartum Period. Risk Factors and Functional Implications and Resolutions, Current Womens Health Reviews 2015, Jg. 11 , Nr. 1 www.researchgate.net/publication/282271189

[9] Pereira, Larissa Carvalho, et al.: Are transversus abdominis/oblique internal and pelvic floor muscles coactivated during pregnancy and postpartum? Neurourology and urodynamics, 2013, 32. Jg., Nr. 5, S. 416–419.

[10] Richardson, Carolyn A., et al.: The relation between the transversus abdominis muscles, sacroiliac joint mechanics, and low back pain. Spine, 2002, 27. Jg., Nr. 4, S. 399–405.

[11] Stuge, Britt, et al.: The efficacy of a treatment program focusing on specific stabilizing exercises for pelvic girdle pain after pregnancy: a randomized controlled trial. Spine, 2004, 29. Jg., Nr. 4, S. 351–359.

[12] Nygaard, Ingrid E., Glowacki, Carol; Saltzman, Charles L.: Relationship between foot flexibility and urinary incontinence in nulliparous varsity athletes. Obstetrics & Gynecology, 1996, 87. Jg., Nr. 6, S. 1049–1051.

[13] Heller, Angela: Nach der Geburt. Wochenbett und Rückbildung, Thieme, 2015

[14] Für mehr Infos: www.gynecology-guide.com/urogynaekologie/belastungsinkontinenz/

[15] Borges, JB et al.: Urinary incontinence after vaginal delivery or cesarean section, www.ncbi.nlm.nih.gov/m/pubmed/26760002

[16] Altmann, D. et al.: Risk of urinary incontinence after childbirth: a 10 year prospective cohort study, www.ncbi.nlm.nih.gov/pubmed/17012448

[17] Mørkved, S.; Bø, K.: Effect of pelvic floor muscle training during pregnancy and after childbirth on prevention and treatment of urinary incontinence: a systematic review, www.ncbi.nlm.nih.gov/pubmed/23365417

[18] Für mehr Infos: www.gynecology-guide.com/urogynaekologie/inkotinenz/

[19] Baeßler, K.; Junginger, B.: Neues aus der Beckenboden-Forschung: Kontinenz, Inkontinenz, Implikationen für die Therapie, DZKF 6–2013, S. 25–28

[20] Nyhus, MØ; Salvesen, KÅ; Volløyhaug, I.: Ultrasound Obstet Gynecol. 2018 Aug 6. doi: 10.1002/uog.19195. www.ncbi.nlm.nih.gov/pubmed/30084230

[21] Da Mota, Patrícia Gonçalves Fernandes, et al.: Prevalence and risk factors of diastasis recti abdominis from late pregnancy to 6 months postpartum, and relationship with lumbo-pelvic pain. Manual therapy, 2015, 20. Jg., Nr. 1, S. 200–205. www.msksceienceandpractice.com/article/S1356–689X(14)00181–7/abstract

[22] Bakken Sperstad, Jorun B.; Kolberg Tjennford, Merete; Hilde, Gunvor; Ellström-Engh, Marie; Bø, Kari: Diastasis recti abdominis during pregnancy and 12 months after childbirth: prevalence, risk factors and report of lumbopelvic pain.

[23] Lee, Diane; Hodges, Paul W.: Behavior of the Linea Alba During a Curl-up Task in Diastasis Rectus Abdominis: An Observational Study. Journal of Orthopaedic & Sports Physical Therapy 2016 46:7, 580–589 ; www.jospt.org/doi/abs/10.2519/jospt.2016.6536

[24] Pascoal, A. G., et al.: Inter-rectus distance in postpartum women can be reduced by isometric contraction of the abdominal

muscles: a preliminary casecontrol study. Physiotherapy, 2014, 100. Jg., Nr. 4, S. 344–348.

[25] Chiarello, C.M.; McAuley C. A.; Hartigan, E.H.: Immediate Effect of Active Abdominal Contraction on Inter-recti Distance, Journal of Orthopaedic & Sports Physical Therapy, 2016 46:3, 177–183

[26] Sperstad JB, Tennfjord MK, Hilde G, et al.: Diastasis recti abdominis during pregnancy and 12 months after childbirth: prevalence, risk factors and report of lumbopelvic pain.Br J Sports Med Published Online First: 20 June 2016. doi: 10.1136/bjsports-2016-096065, https://bjsm.bmj.com/content/50/17/1092

[27] Spitznagle, Theresa M.; Leong, Fah Che; Van Dillen, Linda R.: Prevalence of diastasis recti abdominis in a urogynecological patient population. International Urogynecology Journal, 2007, 18. Jg., Nr. 3, S. 321–328.

[28] Mattern, Elke; Voigt-Radloff, Sebastian; Ayerle, Gertrud M.: Potenzialanalyse zur aufrechten Gebärhaltung bei physiologischen Geburten in deutschen Kreißsälen. Zeitschrift für Evidenz, Fortbildung und Qualität im Gesundheitswesen, 2014, 108. Jg., S. 20–28. www.sciencedirect.com/science/article/abs/pii/S1865921714001810

[29] Owens, Kelly; Pearson, Ann; Mason, Gerald: Symphysis pubis dysfunction – a cause of significant obstetric morbidity. European Journal of Obstetrics & Gynecology and Reproductive Biology, 2002, 105. Jg., Nr. 2, S. 143–146. www.ncbi.nlm.nih.gov/pubmed/12381476

[30] Östgaard & Andersson et al 1992, Schwarzer et al 1995

[31] Dannecker, C.; Anthuber, C.; Hepp, H.: Die Episiotomie. Der Gynäkologe, 2000, 33. Jg., Nr. 12, S. 864–871.

[32] Klein, Michael C., et al.: Relationship of episiotomy to perineal trauma and morbidity, sexual dysfunction, and pelvic floor relaxation. American Journal of Obstetrics and gynecology, 1994, 171. Jg., Nr. 3, S. 591–598. www.ncbi.nlm.nih.gov/pubmed/8092203

[33] Christianson, L. M., et al.: Risk factors for perineal injury during delivery. American journal of obstetrics and gynecology, 2003, 189. Jg., Nr. 1, S. 255–260. www.ncbi.nlm.nih.gov/pubmed/12861171

[34] Mattern, Elke; Voigt-Radloff, Sebastian; Ayerle, Gertrud M.: Potenzialanalyse zur aufrechten Gebärhaltung bei physiologischen Geburten in deutschen Kreißsälen. Zeitschrift für Evidenz, Fortbildung und Qualität im Gesundheitswesen, 2014, 108. Jg., S. 20–28.

[35] Soong, Barbara; Barnes, Margaret: Maternal position at midwife attended birth and perineal trauma: Is there an association?. Birth, 2005, 32. Jg., Nr. 3, S. 164–169. www.ncbi.nlm.nih.gov/pubmed/16128969

[36] Milgrom, Jeannette, et al.: Antenatal risk factors for postnatal depression: a large prospective study. Journal of affective disorders, 2008, 108. Jg., Nr. 1–2, S. 147–157. www.ncbi.nlm.nih.gov/pubmed/18067974

[37] Tabibian, N., et al.: Abdominal adhesions. A practical review of an often overlooked entity. Annals of Medicine and Surgery, 2017, 15. Jg., S. 9–13. www.ncbi.nlm.nih.gov/pmc/articles/PMC5295619/

[38] Heller, Angela: Beckenboden, Kap 6.1., Thieme 2012,

[39] Liaw, Lih-Jiun, et al.: The relationships between inter-recti distance measured by ultrasound imaging and abdominal muscle function in postpartum women: a 6-month follow-up study. journal of orthopaedic & sports physical therapy, 2011, 41. Jg., Nr. 6, S. 435–443. www.ncbi.nlm.nih.gov/pubmed/21289454

[40] Hesketh, Kathryn R.; Evenson, Kelly R.: Prevalence of US pregnant women meeting 2015 ACOG physical activity guidelines. American journal of preventive medicine, 2016, 51. Jg., Nr. 3, S. e87-e89.

[41] Persinger, Rachel, et al.: Consistency of the talk test for exercise prescription. Medicine & Science in Sports & Exercise, 2004, 36. Jg., Nr. 9, S. 1632–1636.

[42] Steffens, Daniel, et al.: Prevention of low back pain: a systematic review and meta-analysis. JAMA internal medicine, 2016, 176. Jg., Nr. 2, S. 199–208.
Kemmler, Wolfgang, et al.: Exercise and fractures in postmenopausal women. Final results of the controlled Erlangen Fitness and Osteoporosis Prevention Study (EFOPS). Osteoporosis international, 2015, 26. Jg., Nr. 10, S. 2491–2499.

[43] Strenght training in relation to loss of muscle mass

[44] Keller, K., & Engelhardt, M.: Strength and muscle mass loss with aging process. Age and strength loss. Muscles, Ligaments and Tendons Journal, 2013, 3(4), S. 346–350.

[45] Statamakis, Emmanuel, et al.: Does Strength-Promoting Exercise Confer Unique Health Benefits? A Pooled Analysis of Data on 11 Population Cohorts With All-Cause, Cancer, and Cardiovascular Mortality Endpoints. American journal of epidemiology, 2017, 187. Jg., Nr. 5, S. 1102–1112.

[46] Westcott, Wayne L.: Resistance training is medicine: effects of strength training on health. Current sports medicine reports, 2012, 11. Jg., Nr. 4, S. 209–216.

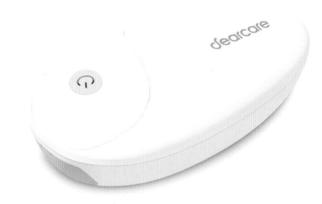